대체의학 전병헌 박사의 행복프로젝트
곱게 익어가는 시대

대체의학 박사
전 병 헌 저

자수정 출판사

대체의학 전병헌 박사의 행복프로젝트
곱게 익어가는 시대

발행일 : 2024. 6. 6.
발행인 : 전 병 헌

발행처 : 자수정 출판사
출판등록 2018-000094호
서울시 영등포구 영등포동 6가 11번지
TEL : 010-8558-4114

정가 : 20,000원

※ 파본은 교환해 드립니다.
E-mail : ssangcopi75@hanmail.net
NAVER 네이버 검색창에 **전병헌**

건강프로젝트 교보문고 판매 중
1. 살아온 대로 살아간다.
2. 나의 건강 나의 행복
3. 120세 시대가 온다.

머 리 말

 나이가 들어가는 노년에도 용모가 단정하고 출중하면 누구나 함부로 대하지 않고 대접을 받게 됩니다.

하지만 노인이라고 의복이 남루하거나 자주 씻지 않아 노취가 나면 사람들에게 멀어지면서 천대를 받게 됩니다.
외모 이외 정신적이나 내적으로도 마찬가지입니다.

나이 든 것을 앞세워서 어린아이처럼 엄살이 심하거나 자식에게 의지하여 짐이 됨은 바람직하지 못합니다.
또한 남을 가르치거나 간섭을 하지도 말아야 합니다.

자신이 잘났다고 옛날에 잘나가던 시절을 자랑하지만 실상은 아직도 스마트폰에 문자나 카톡도 모르고 자신이 최고라고 하는 노인들은 허풍쟁이라는 비아냥을 받습니다.
배움에는 정년이 없듯이 늘 독서로 자신에 인품을 높여 곱게 익어가는 존경받는 어르신이 되시길 바랍니다.
감사합니다.

2024년 6월 6일
저자 박사 전 병 헌 드림

차 례

	머리말	3
1.	인생 말년	5
2.	노년의 삶	16
3.	익어가는 인품	24
4.	좋은 생활습관	33
5.	우리 몸을 알자.	43
6.	여행의 즐거움	53
7.	늘 움직이세요.	65
8.	얼굴은 대변한다.	74
9.	치매와 근육	83
10.	고독사란	93
11.	장수비법	102
12.	포기하지 말자.	111
13.	인체의 한계	121
14.	세월 앞에 장사 없다.	131
15.	가화만사성(家和萬事成)	136
16.	마음을 편하게 살자.	147
17.	곱게 익어가자	157
18.	나는 잘 살았노라.	168
19.	노년의 10년 차이	179
20.	독서의 힘이란	190
21.	종교가 인생을 바꾼다.	206
22.	세계 10위인 나라	218
23.	존경받는 어르신	229

1. 인생 말년

 인생의 전반이 60세까지라면 인생 후반은 그 이후 120세까지이다.
인생 후반전은 고상해야 한다.
소일거리가 있고, 사랑할 사람이 있고, 희망이 있으면 여생은 즐겁고도 행복하다. 그리고 아는 것도 모르는 척, 보았어도 못 본 척 넘어가고 내 주장을 내세우며 맞다고 하지 말고 '너무 오래 살았으니 더 살면 무엇해' '이제 이 나이에 무얼 하겠어'라며 이런 부정적인 생각과 말은 어리석은 짓이다.

가족이나 타인에게 서운한 마음이 있더라도 너그럽게 포용하며 내 탓으로 돌려야 편안하다. 나이가 들어 익어가는 모습은 이러해야 한다.
①재산을 모으려고, 지위를 얻으려고 경쟁하지 말라.
마음의 짐이 되면 황혼의 인생이 편하지가 않다. 소일거리로 운동이 되는 정도만 활동하라.
②평균수명은 남자가 82세 여자가 86세이다.
그러나 병들게 되면 남자는 9년 여자는 7년을 남의 손에 의지하거나 침대에 누워서 보내야 한다.

③나이 먹은 것을 내세우지 말고 미움과 서운함이 있으면 용서하고 털어버려야 한다.
④마지막까지 항상 청결해야 한다.
추한 꼴을 보이는 것은 자존심을 버리는 것이다.
⑤자신의 신변은 스스로 보호해야 한다.
자식이나 가족들에게 미뤄서는 안 된다. 책임감 없는 사람으로 기억되서는 안된다.
⑥자식으로부터 독립하여 살아야 한다.
자식도 남이다.라는 말이 있지만 제일 좋은 남이라고 생각하고 자식의 인생을 가로막는 일은 없어야 한다.
⑦시간은 금이다.
노인의 시간은 금보다 더 값진 다이아몬드이다.
시간을 허비하지 말고 돈보다 더 귀하게 여겨야 한다. 그것이 인생을 두 배로 사는 가치 있는 삶이다.
⑧사회에 참여하라.
지인의 행사나 친구 간의 모임에도 적극적으로 어울리고 취미활동에도 가입하여 새로운 사람들과 어울려야 한다.
⑨혼자 있는 시간에도 멍하니 있지 말고 혼자 무엇이든 부지런히 움직이는 습관을 들여야 한다. 70세가 넘으면 같이하던 사람들이 갑자기 사라져 만남의 회수가 줄어든다.
⑩새로운 문명의 이기에 기계사용법을 배우도록 하자.
인지능력이 떨어져서 사용법을 보고도 알 수 없다고 배우지 않으면 낙후한 노인으로 더욱 추락하여 정신적 노화가 더 빨리 온다.
⑪노년에는 정식으로 출퇴근하는 경우가 많지 않으니 출퇴근

시간처럼 혼잡한 시간에는 대중교통을 삼가라.
안전을 위해서 복잡한 시간을 피하고 힘든 젊은이에게 자리를 내주는 아량이 필요하다.
⑫노인 냄새, 입 냄새를 신경 써라.
자신의 냄새를 자신은 모르지만 다른 사람들은 악취를 용케 안다. 휴대용 향수를 꼭 가지고 다니자.
⑬죽기 전에는 자신의 물건을 모두 줄여나가도록 하라.
꼭 남겨야만 할 물건만 남기고 일기나 사진, 옷 등은 판단력이 흐려지기 전에 치워버리도록 하자.
⑭배우자나 친구가 먼저 세상을 떠나는 것을 늘 마음속에 두자.
그래야 먼저 가더라도 충격에서 벗어나기가 쉽다. 이제 헤어지는구나. 하고 한탄하기보다는 '그동안 고마웠소' 하는 마음으로 곧 내 차례가 오겠구나 하는 태연함을 갖자.
⑮허둥거리거나 서두르지 말고 느긋하게 참는 습관을 기르자. 노인은 서두르면 사고가 일어난다. 느긋한 사람이 마음에 여유가 생겨 어르신다워진다.
⑯기계나 자동차를 방치하면 녹슬거나 방전되어 못 쓰는 것처럼 자신의 몸도 늘 닦고 조이고 기름칠해 광을 내야 한다. 하루 세 번 식사하는 것처럼 당연하게 움직여야 노화가 늦게 온다.
⑰노년이라도 여행을 많이 할수록 좋다.
여행은 생활에 활력을 주고 즐거움과 기쁨을 준다. 새로운 것을 보고 처음 먹어보는 음식을 먹으면 새로운 자극으로 삶에 변화가 온다.

⑱인간은 백번 잘해주고도 한번 실수하면 원망을 산다. 서운함과 원망하는 마음으로 틀어진 경우 함께했던 좋은 기억으로 중화시켜야 한다.
⑲먼저 '미안하다', '고맙다' 하면 사람 관계가 나빠지지 않으며 당신을 다시 생각하게 된다. 사람은 경우가 바르고 사고가 합리적이어야 인간관계가 매끄러워진다.
⑳밥을 같이 먹을수록 인간관계가 돈독해지며 돈을 쓴 사람이 빛이 나며 나를 다시 찾게 된다. 식사 후 밥값을 계산하는 것은 돈이 많아서가 아니라 돈보다 사람 관계를 중요하게 여기기 때문이다.
지금까지 보아 온 일상은 곱게 익어가는 노년의 처세술이다. 그렇지 않아 터득하지 못한 사람이라면 삶의 질이 떨어져 추하게 생을 마감하게 된다.

노년에 이르면 신체 각 기관의 기능이 저하되며 정신적 제반 능력도 점차 감퇴한다.
노년기는 초로기, 노화기, 노쇠기로 나눌 수 있으나 개인차가 20년~30년이나 벌어지며 기능이나 기관의 감퇴는 반드시 일정하지 않다.
초로기는 50대이고, 노쇠기는 60대이다.
인체의 노화 원인은 세포 및 조직에 있어서 노폐물에 의한 중독으로 세포의 투과성이 저하되기 때문이다.
노화가 진행되면
①건강과 경제적 불안이 온다.
②생활에서 생기는 고통, 불안, 걱정, 죄악감이 생긴다.

③흥미가 줄어들고 신체적 쾌락이 잦아진다.
④성 충동의 감퇴로 인생에 흥미를 느끼지 못한다.
⑤과거에 관한 장황한 이야기를 하게 된다.
⑥단정하지 못한 몸가짐으로 추하게 된다.
⑦매사에 관심을 잃어가므로 희로애락(喜怒哀樂)이 없다.
이렇게 되면 인생에 대해서 위기라고 말할 수 있는데 하루라도 건강하게 살려면 가속 노화를 막고 느려지도록 해야 한다.

사람은 늙는 것을 피할 수는 없지만 늦출 수는 있다.
우선 고정관념에서 벗어나 마음의 선입견부터 벗어나야 한다.
노년의 경험과 지식으로 유연한 길을, 내면 화합으로 새로운 관점과 삶의 방향으로 노년의 가치에 접근하는 것을 목표로 삼아야 한다.
건강하게 백 세 이상 살 수 없는 사람은 신체의 퇴화나 무기력해서 만이 아니라 삶에 집중하지 않고 편안함만 추구하기 때문이다.
걷기보다는 문 앞에서 차를 타고 계단을 오르기보다는 엘리베이터를 타고 서 있기보다는 의자에 앉아있기만 하기 때문이다.
또 음식은 고칼로리를 섭취하여 지방이 축적되고 근육량은 줄어서 노화 속도가 빨라진다.
우리의 몸을 연결하는 관절과 심장, 내장기관을 늘 움직여 노화를 늦추고 생명을 유지하도록 해야 한다.

첫째 노년의 마음이 중요하다.
나이가 든다는 것은 단순히 몸을 노화시키는 것이 아니라 삶의 방식과 태도를 바꿔야 한다.
노년기에는 정신 건강을 가장 먼저 찾아야 하고 마음은 도태되지 않고 고요한 마음이어야 한다.
노년을 연구하는 학자들은 백 세 이상 장수하려면 80세까지는 경제 활동을 하라고 말한다.
그때 노년의 이동성, 마음, 건강과 질병에 유의해야 한다.
나이가 든다는 것은 단순히 신체의 노화가 아니고 생활습관과 태도의 변화로 인해 유연한 사고방식과 삶의 방향을 바꾸는 것이다.

60세 이후에도 일에 몰입할 때 삶의 의미를 느끼고 사회발전을 위해 지속 가능하고 다양한 역할을 할 수가 있다. 이런 사고방식은 노년의 가치가 빛나고 당신을 느리게 나이들 수 있게 한다.
70~80대가 되면 자식들은 모두 나가서 따로 살고 두 노인만 살게 된다.
그러다 보면 두 배우자 중에 불의의 사고가 아니고는 반드시 한 사람이 먼저 떠나게 된다. 이렇게 결국에는 한 사람은 독거노인이 되고 혼자 살다가 나 홀로 생을 마감하는 경우가 생긴다.

홀로 지내다 보니 식사가 부실하게 되고 식사가 부실하면 기력이 떨어져 늘 힘이 없고 피곤하며 면역력이 약해져 질병이

오게 된다.
남자는 편의점이나 식당에서 매식을 자주하게 되고 여자는 홀로 밥을 챙겨 먹다 보니 부실하게 한 끼 때우기 마련이다.
독거 노인으로 혼자 살더라도 식사는 제대로 해야하고 산책이나 친구 만남을 소홀히 하지 말고 적극적으로 참여하여 좋은 생활습관을 가져야 한다.

만년 노년에 기력이 떨어진다면 금전적 여유가 되면 꿀에 인삼을 재서 한 숟갈씩 온수에 타서 섭취하고 더불어 장어즙을 하루에 한 포씩 같이하면 기력을 되찾아 회춘할 수 있다.
노년에 가장 중요한 것이 먹는 것이며 먹는 것이 부실할 때는 반드시 몸이 허약해진다. 그러므로 먹는대로 몸이 된다.
영양이 부실하면 뇌가 줄어들어 치매가 빨리 오고 힘이 없어 넘어지기가 쉬워 낙상사고로 인한 사망에 이를 수 있다.

노화를 늦추기 위해서는 잘 먹고, 여행하고, 즐거운 취미를 가져야 한다.
부부는 늘 배우자와 같이 생활하기 때문에 부부는 닮는다고 하지만 성격 차이로 생각이 다르면 한 지붕 밑에서도 따로 하므로 건강 나이에 큰 차이가 생긴다.
한 사람은 늦게 자고 늦게 일어난다던가 식사도 물 말아서 대충 먹는다던가 편식을 하고 다른 한 사람은 아침형 인간으로 일찍 일어나서 삼시 세끼를 균형 있는 식사를 하면 부부라도 생활 패턴이 다르므로 건강에 차이를 보이게 된다.

남자보다는 여자가 오래 살기 때문에 어디를 가도 할아버지보다는 할머니가 더 많다.
심지어 콜라텍을 가 보더라도 할머니가 더 많아 할머니들은 대기석에 앉아서 할아버지가 손 내밀어 주기를 기다린다.
어느 날 70대 할머니 한 분이 10년간 독거노인으로 지내다가 매너 좋고 마음씨 좋은 따뜻한 노신사 한 분을 만났다.
콜라텍 부킹맨이 짝을 지어줘 만나게 되었는데 춤이 초보인 할머니를 노신사는 초보에 맞춰 자상하게 리드하였다.

그후 할머니는 노신사에게 이상하게 마음이 끌렸고 남자의 품에 안겨 춤을 추다 보니 가슴이 설레었다.
복지관에서 배운 춤이라 서툴렀지만, 노신사를 만나기 위해 콜라텍에 자꾸 가고 싶었다.
노신사가 안 나오는 날에는 다른 할아버지와 춤을 추고 싶지 않았고 그동안 10년간 외롭게 지내다 보니 이제는 고독에서 벗어날 수 있을 것 같았다.
할머니가 이성 교제를 한다면 망측하다거나 노망이 났다고 손가락질을 받으면 어쩌나 하다가도 마음만은 청춘이란 생각이 들었다.

하루 이틀날이 갈수록 할머니는 할아버지에게 점점 빠져들어 가슴앓이를 하고 있었다. 처녀 시절 첫 사랑할 때의 감정이 되살아나는 듯한 마음으로 아침에 눈을 뜨면 노신사의 얼굴이 먼저 떠오르고 안 보면 그리움이 밀려왔다.
춤도 같이 추고 차도 마시고 밥도 같이 먹으며 한 달이 어떻게 흘러갔는지 너무나 황홀하고 행복하였다.
고독과 외로움이 10년이 쌓여서인지 더 그런 것 같았다.
노신사가 다른 할머니와 춤을 추기라도 하면 파트너인 할머니가 미웠고 질투가 났다. 그래서 할머니는 자신의 미모에 더욱 신경을 써 옷도 자주 새옷으로 바꿔 입고 마사지도 받으러 다니며 머리를 하러 미장원에 들렀다가 할아버지를 만났다.

할아버지는 할머니를 보면서 감탄을 하며 "와 예뻐지셨네요." 하거나 "젊어 보여요." "옷이 잘 어울리시네요"하고 칭찬의 말을 건네면 할머니는 기분이 좋아 자기관리에 점점 신경을 쓸 수밖에 없었다.
그래서 사랑을 하면 예뻐진다고 하는 것이다.
남녀 간의 사랑은 나이와 정년이 없는 것 같았다.

이렇게 연애 감정이 무르익어 3개월이 되어갈 무렵이었다.
할아버지가 며칠째 보이지도 않고 전화를 해도 받질 않았다. 할머니는 애가 타서 어디가 아프신 건가! 아니면 무슨 사고라도 난 걸까! 하며 궁금해하였다.
하루 이틀 며칠이 지나자 할아버지가 야속하고 밉기까지 하였다.

집 주소라도 알면 찾아가고 싶은데 핸드폰 번호 이외에는 아는 것이 아무것도 없었다.
늘 콜라텍에서 만나면 선생님! 여사님! 서로 이렇게만 불렀지 나이도, 가정환경도 서로 묻질 않아서 모르고 있었다.
그런데 소식이 끊긴 지 열흘이 지나서야 할아버지로부터 전화가 걸려왔다.
할머니는 반가워서 "선생님 어떻게 되신 거예요? 무슨 일이 있으세요?"하고 물었다.
할아버지는 미안하다면서 한참 뜸을 들이더니
"우리 집 할머니가 문자를 훔쳐봐 여사님과 주고받은 문자를 보더니 핸드폰을 압수하고 외출 금지를 당해서 연락을 못 했어요. 정말 미안합니다."라고 힘없이 말했다.

할머니는 반가움도 잠시 금 새 힘이 풀려버리는 것 같았다.
"그러면 배우자가 계셨단 말이에요?"
"네! 우리 할머니가 있지요!"
"왜 그런데 배우자가 있단 말씀을 안 하셨어요?"
"여사님이 배우자가 있냐고 묻지도 않으셨고 또, 콜라텍에서는 배우자가 있고 없고가 문제 되지 않고 사생활을 털어놓고 파트너를 정하지 않아요."

파트너였던 할머니는 속으로 '아, 내 실수다'라고 생각하였다.
유부남을 짝사랑한 꼴이 되었구나 하면서 그동안 그리움이 한순간 무너지며 실망감을 감출 수가 없었다.
앞으로 그분이 나오시면 연애 감정으로 대하지 말고 오로지 춤만 즐기는 파트너로 생각하기로 했다.

한편 남편이 춤을 추러 다닌다면 아내로서는 언짢은 생각이 들겠지만, 건강을 위해서 운동 삼아 콜라텍에 가는 것을 이해했었다.
하지만 다른 여자와 가깝게 지내며 [선생님 몇 시에 오시나요? 그때까지 기다릴게요] 이런 메시지를 본 아내는 그냥 넘어갈 수 없었을 것이다.
시간이 약이라 듯이 아내로부터 핸드폰을 넘겨받은 노신사는 받자마자 아내가 없는 사이에 파트너 할머니에게 제일 먼저 전화를 하였던 것이다.

2. 노년의 삶

 건강은 노력한 만큼 찾아오므로 남은 여생도 식사는 소식하고, 걷는 것은 두 배로, 웃는 것은 세배로, 사랑은 무한정으로, 독서는 천자씩 읽어야 한다.
이렇게 오늘부터 당장 실천해야 만이 장수할 수 있다.
오늘 할 일을 내일로 미루는 자는 지금까지 잘되는 꼴을 보지 못했다. 오늘 당장부터 이런 노력이 없으면 남에게 의지하며 사는 삶을 살아가게 된다.
자식에게 짐이 되고 남에게 의지하는 간병비는 천문학적이므로 경제적 손실이다.
그래서 간병 지옥이라고 하며 간병비로 고통받는 불행한 사람들이 간병비 지옥에서 벗어나도록 정부에서 건강보험에 적용하도록 추진 중에 있다.

독거노인들이 간병비를 도움받지 못했을 때 고독사로 사망하여 사망 후 한 달 후나 1년 후에 발견되어 사회문제로 충격을 주고 있는 현실이다.
필자가 아는 지인 중에 60세부터 80세까지 독거노인으로 사는 다섯 사람이 있는데 이들의 공통점이 있다.

저학력으로 신문이나 글을 전혀 읽지 않는다.
미혼이거나 이혼으로 홀로 지낸다.
자녀가 없고 있어도 왕래가 없다.
술, 담배를 즐겨 하며 건강관리를 전혀 하지 않는다.
자신의 외모 관리에 무관심하다.
정장 한 벌도 없어 예식장 등 중요한 자리에 작업복 차림으로 간다.
성격이 모가 나서 독불장군이다.
자격지심이 있어 누구의 말도 듣지 않고 자신의 주장만 한다.
이런 사람들은 주변에 아무도 없어 핸드폰이 꺼져 있으면 고독사하였다는 소식이 들려온다.
이렇게 자신이 살아온 결과대로 말년이 불행으로 끝을 맺는다.

요양원이나 요양 병원이라도 입소하였다면 마지막 가는 길을 고독사로 허망하게 가지 않았을 것이다.
삶의 가치를 모르는 사람은 배우지 않아 지혜롭지 못하기 때문이다.
행복의 가치는 슬픔에서 알아야 하고,
기쁨의 가치는 불행에서 배워야 하며,
웃음의 가치는 눈물에서 배워야 하고,
사랑으 가치는 이별에서 알아야 한다.
깨우치는 것을 빨리 깨달아야 지혜로운 삶을 살아갈 수가 있다.

아프리카 빈민들에 지나지 않는 삶은 돈보다도 못한 것처럼 굶주려 처참하게 사는 삶의 질은 노예 시대와 다를 바가 없다.
독거노인들의 남은여생을 이렇게 비참하게 살아서는 아니 된다.
질높은 삶으로 살아가려면 덤으로 살아가는 인생이 돼서는 안 된다.
슬픈 노년에 남에게 의지하여 살지 않으려면 경제적 여유가 있어서 간병 비용 (1일 13만 원 식비별도, 주급으로 계산) 정도는 있어야 한다.
병원 요양원의 일반 환자일 경우 13만 원이며 하루 24시간 상주하는 간병비이다. 욕창이나 기저귀를 차고 있는 경우에는 1일 10만 원이 추가되며 치매, 투석을 해도 감염성 질환으로 격리하는 경우에도 1일 10만 원이 추가된다.

주로 부모님이 집에서 아프신 경우에 시간제로 간병인을 쓰는 경우도 있다.
가족이 직접 간병을 해드리면 좋겠지만 이런저런 사정으로 인해 간병하기가 어려우므로 10명 중 7명은 간병인 서비스를 받고 있다.
그러면 고가의 간병비를 받는 간병인들은 어떤 일을 하는걸까?
①수술 한 환자에 맞춤 간병을 한다.
②환자의 안전 관리에 최선을 다한다.

③문제 발생시 병원의 의사나 간호사에게 보고한다.
④환자의 음식 섭취를 돕고 대소변을 치우며 기록한다.
⑤환자와 말벗이 되고 격려와 용기로 안정을 찾게한다.
⑥환자의 재활 운동치료를 도와준다.
⑦외래 검사와 치료시 환자의 이동을 돕는다.
⑧의사와 간호사의 지시에 따라 환자가 금지된 행동을 하지 않도록 한다.
⑨환자의 수발을 들며 투약시간을 맞춰 보조한다.
⑩환자의 목욕, 머리 감기를 해주고 침상을 정리한다.

간병인을 구할 때는 병원의 원무과에 문의하거나 인터넷에 간병인 전문회사를 찾아보고 간병인의 신상정보를 잘 알아보는 것이 중요하다.
간병인은 24시간을 근무하는 고된 직업이므로 일당이 적다고 생각하여 팁을 원하는 경우도 있고, 유급 휴가를 달라는 경우노 있다.
간병인은 세금을 내지 않으므로 법적으로 유급휴가를 할 수는 없지만 계약시 협의 사항으로 결정하는 경우도 있다.
간병비는 앞에서도 언급했듯이 평일 평균 13만 원~16만 원, 주말 평균 15만 원~ 19만 원으로 한 달에 약 400만 원 정도의 비용이 든다.

결코 적은 금액이 아니기에 보통의 사람들은 그저 속만 타들어 가게 되는데 만약 금액이 부담되어 조, 석으로만 간병인을 구하면 200만 원의 비용이 든다.

가정집에서 하루 8시간 간병인 비용보다는 요양 등급을 받아야 나라의 지원을 받을 수 있다.
등급에 따라 보험으로 최대 3시간 요양보호사가 집으로 와서 도와주며 일이 더 있을 때는 추가금을 지급한다.
간병비 보험에 가입하려면 일부 보험사는 일반 병원비와 간병비만 보장하고 요양병원과 자택 간병인 비용은 보장하지 않는 경우가 있어 보험을 들 때 이점을 꼭 확인하여야 한다.

치매 간병 보험은 여러 개 가입했을 때 중복 보장이 가능하며 치매 보장만 가입했다면 간병인 비용이 부족하게 되므로 기존 보험에 특약을 추가하거나 신규로 간병비 보험을 가입하면 든든하게 보장받을 수 있다.
하지만 보험이 여러 개이면 매달 내는 보험료도 부담이므로 잘 따져보고 가입하여야 한다. 보험료가 오르지 않는 비갱신형과 환급금이 없어 보험료가 낮은 순수보장형으로 가입하면 보험료를 낮출 수 있다.

전문 자격증 정보지원센터에서는 노인 심리 상담사 자격증, 노인 스포츠 지도자 자격증, 간병사(간병인은 자격증 없음), 심리 상담사, 가사 관리사 등(02-2252-4052)을 획득할 수 있다.
간병인이란 자격증이 없으며 간병사 자격증을 포함해서 전문 자격증 200여종을 무료로 수강할 수 있다.
한국 직업 능력 연구원에 정식으로 등록된 1급 자격증으로 합격률도 높고 단기간에 취득할 수도 있다.

자격증은 취업활동에 활용하며 자기 계발을 위해서 취득하기도 한다.
비젼 큐에서는 수강료뿐 아니라 시험 응시료까지 전액 지원한다.
자격증 발급 비용만 부담하기 때문에 경제적 부담이 없다.

간병사 자격증을 취득하려면 학력, 성별, 연령 제한이 없고 평균 60점 이상이면 합격한다.
간병사란? 만성적 질환이나 노화, 외상, 정서적 장애인 등의 이유로 인하여 혼자서 일상생활을 꾸려 나가기 어려운 사람에게 식사 보조, 신변 처리, 이동 보호, 환자 청결 등 일상생활을 잘 꾸려나갈 수 있도록 도움을 제공하는 사람을 말한다.

곧 노인 일천만 명 시대가 오면 요양 병원을 비롯하여 가장 많은 성인병 환자와 치매 환자도 400만 명이나 될것으로 추정한다. 그러면 환자 4명에 한 명의 간병인이 100만 명이나 충원되어야 한다.
간병사 자격증 취득 후에 전망은 밝다.
국제 간병사는 언어만 통하면 세계 165개국에서 인정되며 해외 간호 인력에게 반드시 유용한 자격증이다.
한국 교육 지원센터 문의 1566-6788

간병인에게는 세 종류가 있는데 요양보호사, 간병사, 간병인으로 나뉜다.

요양보호사는 국가 공인 자격증을 취득하여 요양병원에서 일할 수 있고 일반 병원에서 간병사로도 활동할 수 있다.
간병사는 협회에서 일정기간 교육 후 시험을 통해 간병사라는 민간 자격증을 취득한 사람이다.
간병인은 별도 자격 없이 간호 간병에 대한 간단한 지식을 배운 후 일하는 사람이다.
요양보호사나 간병사보다 간병인이 훨씬 많으나 간병하는 일은 자격증이 있는 사람과 차이 없이 잘 수행한다.

간병인에게는 환자의 낙상 사고 환자 구타 등 만일의 사고에 대비해 고용자의 간병비 은행 계좌를 확인해 두어야 한다.
계좌이체 내역을 사고에 대비한 증빙자료로 활용할 수 있기 때문이다. 모든 입출금은 가능한 은행 계좌로 이체하여야 사고 입증 시 유리하다.

간병인 비용은 정해진 게 없다.
지역마다 사람마다 다르며 수요 공급 서비스에 따라 좌우한다.
간병인 일당은 8만~12만 원 정도로 24시간 일하는 일용직이다.
시급 4천 원을 기준 하면 일당 10만 원정도이며 최저 시급도 안 되는 수준이다.
유급휴가 요구 시 쌍방 간의 합의 하에 이루어지며 간병인이 휴가에 가족이 간병을 못하면 간병인을 추가로 고용하여야 하므로 휴가일 때는 합의 내용을 전화 녹음으로 증거를 남기는 것이 좋다.
간병인 중에는 중국인 간병인 많아 나중에 딴 말을 하는 사례가 많이 있다.
중국인 간병인에 대한 시선이 좋지 않은 이유 중에는 위생관념이 떨어져 비닐장갑을 끼지 않고 일 처리를 하여 환자에게 세균을 감염시키기 때문이다.

고독사하는 사람 중에는 80~90세 노인 중 건강검진을 받지 않은 사람들이 많다. 더 오래 살아서 뭐하냐면서 암에 걸리면 수술도 받지 않고 그냥 죽겠다고 인생을 포기한다. 남의 손에 의지하다가 임종을 맞는 노인들은 자신의 건강을 관리하지 않아 일찍 죽지도 않고 고생하다가 최후를 맞게 되며 가족이나 간병인의 손을 빌려서 서로가 고생만 하고 고통 속에서 살아간다.
그래서 자신의 건강관리와 건강검진은 자신을 위한 것뿐만 아니라 가족을 위한 일이기도 하다.
죽는 것도 오복 중의 하나인 것은 자기관리가 철저한 사람은 남은 여생을 활기차게 살다가 감기 앓듯이 3일 누워있다가 깨끗이 숨을 거두기 때문에 복 받은 사람이다.

3. 익어가는 인품

 취미 생활을 하고, 여행을 다니며, 즐거운 일에 도전하고, 나이 탓을 하지 말자.
100년 전 조선 시대에는 평균수명이 40세이던 것이 반세기가 지나서 1950년대에는 50세였다.
이때 61세인 환갑까지 살면 축복이라 하여 상다리가 부서질 만큼 뻑적지근하게 환갑잔치를 벌였다. 먹고살 만한 부잣집에서는 연 3일 동안 잔치를 하여 이웃 동네까지 시끌벅적하였다.
환갑잔치를 찾은 사람은 환갑을 맞은 주인공에게 '여생을 편하게 사세요' 하거나 '오래오래 만수무강하세요' 하며 인사를 건네었다.
핸드폰도 없던 시절에 얼마나 소문이 빠른지 인근에 거지들이 다 몰려올 정도였다.
이제는 한국 경제가 세계 10위로 거지가 없어지고 기대수명도 82세로 늘어나자 환갑이나 칠순 잔치를 하는 사람들을 찾아볼 수 없고 그 대신 자녀들이 잔치 대신에 효도 관광을 시켜드린다.
형편에 따라 국내 여행이나 해외여행 아니면 호화 크루즈 여행을 하며 전 세계를 투어 한다.
이것이 요즘 세상에 노후 문화이다.

남은 여생을 덤으로 살며 꼰대 소리를 듣는 노인들은 책 한 권 읽지 않아 깨닫고 터득한 것이 적으니 무위도식(無爲徒食)으로 허송세월(虛送歲月) 보내고 죽는 날만 기다리니 심심하여 사는 재미가 없다고 말한다. 이런 노인들의 특징은 또래 노인에게도 따돌림당하거나 무시당하기 때문에 주눅이 들어 집 밖을 나가려고 하지 않는다. 그래서 늙은이, 꼰대, 노털 소리를 듣는다.
나이가 들었어도 늘 독서를 하고 도전을 하는 노인은 존경받고 곱게 익어가는 노인들이다. 이런 노인들은 어르신, 회장님, 선생님 소리가 저절로 불리게 마련이다.

나이가 들었다고 다 같은 말을 듣는 것이 아니라 자신이 하기에 따라 무시당하느냐, 존경받느냐가 나뉘는 것이므로 나잇값을 할 줄 알아야 한다.
흔히 젊었을 때는 돈 벌어 가족 먹여 살리느라고 열심히 일하였으니 정년퇴직 후에는 이젠 편안히 살다가 죽고 싶다는 사람이 대부분이다. 그런 생각으로 남은 인생을 채우고 싶다면 절대 만족해서는 안 된다.

은퇴 후에 사람이 편안히 쉬거나 잘 먹고 잘살며 빈둥대기만 하면 이때부터 질병이 찾아와 수명을 단축된다. 평생 움직인 몸을 힘들었다고 몸을 움직이지 않으면 서서히 녹이 슬고 고

장이 나기 때문이다.
배우고 깨달으면 인체의 비밀을 설파하게 되어 무엇이든 하려고 도전하게 된다. 그래서 노인은 또 다른 삶이 시작된다.
세상이 바뀌어서 잉여세대는 편안히 쉬는 세대가 아니다.
하루 종일 하는 일 없이 편안히 앉아서 햇볕만 쬐며 인생을 낭비하는 그런 모습은 접어야 한다.
그런 분들에게 왜? 귀중한 시간을 아깝게 흘려보내느냐고 물으면 그럼 할 게 없는데 무얼 하냐고 반문을 한다.
할 게 없다고 한탄만 하지 마세요. 두드리면 문이 열릴 것이고 구하는 자는 얻을 것이라는 성경에 구절을 인용하지 않아도 소일거리를 찾으면 얼마든지 있다.
용기가 없기때문에 아무것도 눈에 안 보이는 것이다. 경로당. 노인정보다는 복지관, 여성회관, 문화센터를 찾아보면 왜 진작 이런 곳을 몰랐던가 하며 어두운 정보에 후회할 것이다.

남의 눈을 의식하고 체면만 생각한다면 아무것도 할 자신이 없다. 독서를 통해 일본 노인들의 장수 비결을 읽어보고 인터넷을 찾아보고 익히면 남은 잉여 인생이 덤으로 산다는 생각이 들지 않고 제2, 제3의 인생이 더 새로운 삶의 시작이 될 것이다.
'나는 나이가 많아 틀렸어.' '이제는 안돼' '그런 것 해서 뭐해' 하며 나이 탓만 하며 자포자기하는 부정적인 사람은 결코 건강하게 장수할 수가 없다.

사람은 생각과 마음에서 모든 것을 결정한다.
몸이 건강하면 자신이 아주 많은 것을 가지고 있음을 알아야 한다.
마음만 먹으면 무슨 일이든 즐겁게 할 수가 있다. 이런 이치를 모른다면 철없이 늙은 세상을 살 것이다.
나이가 몇 살이든 상관이 없다.
나머지 인생을 그럭저럭 살아가는 여생이어서는 안된다.
70세이건 80세이건 세상 물정을 다 섭렵했다고 할지라도 세상은 아직도 새롭고 흥미진진한 것이 많으며 당신을 필요로 하는 곳도 많다는 것을 터득하여야 한다.

노인 소리를 들으면 절망적인 것 같아서 기분이 언짢을 때가 있다.
그러나 '요즘에 이렇게 이런 일을 하는 분은 없어요. 노인답지 않으세요. 대단하세요'라고 칭찬을 들으면 언짢은 기분은 봄눈 녹듯이 사르르 삭아든다.

노인이라고 절망적이지 말자.
인생 중에 70~80대가 가장 살기 좋을 때라고 하는 것은 60까지는 먹고사느라 생존경쟁에서 허둥대며 사느라 자신을 돌볼 사이가 없었지만, 이제는 모든 것을 내려놓아 홀가분할 때이므로 해방되어 자신만의 인생을 가져볼 만하다.
그래서 노년을 제2의 인생이라 하며 노년은 여생이 아니라 새로운 인생이다.
나만의 인생으로 새롭게 살아갈 기회를 왜! 헛되게 저버리려고 하는가! 생각이 짧아 인생의 깊이를 터득하지 못하여서 단 한 번뿐인 인생을 무의미하게 소모하고 있는 것은 두 배로 살아도 모자란데 안타까운 일이다.

한 번밖에 살지 못하는데도 아무렇게나 되는대로 사는 노인이 허름한 옷을 입고 초라한 모습으로 버스에 올라타서 빈자리를 찾으려고 두리번거린다. 마침 아가씨 옆에 빈자리를 보고 할아버지는 흡족한 듯 달려가 앉으려는 찰나 옆자리에 앉아있던 젊은 아가씨는 소스라치게 놀라며 벌떡 일어나 뒤쪽으로 가서 서 있었다. 젊은 아가씨들은 노인이나 할아버지가 싫어서 그런 경우도 있지만 노취가 나거나 말이라도 시키면 입 냄새가 나기 때문이다.
그런데도 노인은 옆자리에 앉았던 아가씨가 자신이 앉기도 전에 소스라치게 놀라며 벌떡 일어나는 것조차 눈치채지 못하고 왜 그런지에도 관심이 없는 것은 인지능력이 떨어졌기 때문이다.

인지능력이 떨어지는 노인들은 또래 노인들보다 자기관리를 하지 못한다.
나이가 들수록 깨끗하게 매일 샤워하고 옷도 깨끗한 옷으로 갈아입고 외출 시에는 향수까지 살짝 뿌리고 외출하면 젊은 사람들로 소외되지 않으며 멸시당하지 않는다.
노인이라도 가능한 밝은색으로 입고, 멋스럽게 꾸미고 다니면 호감이 생기고 달라 보여 젊은이들이 기겁하고 도망가는 일이 없다.

사람이 보는 눈은 누구나 같다.
천진난만한 아이를 보면 천사 같고, 아름다운 꽃을 보면 기분이 상쾌해진다.
이같이 허름하고 꾀죄죄한 행색의 옷차림을 집에서도 입고 일할 때나 외출할 때도 같은 옷을 입으면 사람들은 표를 내지는 않아도 가까이하지 않으려고 한다.

요즘 옷값을 보면 너무나 저렴해서 콤비 한 벌이면 10만 원 전후이며 코트도 10만 원이면 좋은 것을 살 수 있다. 가산디지털 전철역 앞 아울렛에 가보면 10만 원으로 마음에 드는 옷 한 벌을 장만할 수 있다.(문의 010-2472-1752)
친목회, 동우회, 경조사, 가족 행사 등 각종 모임에 산듯한 차림으로 참석한다면 분위기가 한층 밝아질 것이다.

일 년 열두 달 언제나 봐도 똑같은 차림이라면 자기발전이 향상되지 않는다. 그 사람의 직업을 나타내기도 하지만 인품을 높이며 인물을 돋보이게 하므로 옷이 날개라고도 말한다. 자기관리를 위해 옷에 투자하는 것은 낭비가 아니고 그렇다고 허영심도 아니다. 인생을 포기하지 않고 삶에 열정을 가진 사람만이 할 수 있는 지혜다.

곱게 늙는 사람은 부지런하며 옷차림새부터가 세련되고 말쑥하여 빛이 난다. 그러므로 건강관리도 잘해 매사에 열정적으로 주변에 인기도 많아 사람들이 몰려든다. 성품 또한 너그럽기 때문이다. 이런 사람이 건강 장수한다.

나이가 들수록 온화하고 따뜻해야 한다.
성깔이 까칠하면 인심을 잃어 주변에 사람들이 떠나게 마련이다. 자신 스스로가 적을 만드는 꼴이다.
예부터 성질이 인생을 망친다는 말이 있다.
자신의 성격을 컨트롤 할 수 없는 사람은 큰 인물이 될 수 없는 사람이다.
성격은 얼굴에도 나타난다.
언짢은 일이 있으면 얼굴이 굳어지고 유쾌한 일이 있으면 얼굴표정이 환해진다.
화를 낼 때는 얼굴이 벌겋게 달아오르고 붉으락푸르락하며 무서운 표정으로 물불을 가리지 않는다.

그릇이 큰 사람은 마음속으로 가다듬고 얼굴에는 티 내지 않으며 감정을 컨트롤 한다. 그래서 사람이 사람을 좋아할 때도 첫눈에 반하기까지 1분밖에 걸리지 않고 호감을 가지게 되기까지는 1시간이면 결정된다. 또한 사랑의 감정을 가지게 되기까지는 하루면 충분하다.
이런 이치는 젊거나 늙거나 모든 인간에게 다 같이 다가오는 본능이다.
그래서 자신이 관리하기에 따라 호감이 생기게 되고 미움을 사기도 한다.

인생을 포기하지 않으면 인생이 끝날 때까지 끝난 게 아니고 제3의 인생까지도 청춘의 마음으로 살게 된다.
흔히들 노인들끼리 하는 말이 있다. 나이는 늙었어도 마음만은 청춘이라고....
곱게 나이 들어가는 것은
①누워있지 말고 끊임없이 움직여라.
②노래, 악기, 춤 등을 통해 즐거움을 느껴라.
③마음에 들지 않아도 포용하며 감싸 안아라.
④가르치려 들지 마라.
⑤젊은 사람들과 어울려라.
⑥잔소리하지 말고, 남을 헐뜯지 마라.
⑦운전면허증을 반납하고 걸어라.
⑧성질은 느긋하게 하고 지혜롭게 살아라.
⑨핸드폰사용과 기계를 두려워하지 말아라.
⑩매일 목욕하고 옷을 자주 갈아입어라.
⑪인맥을 적으로 만들면 가장 큰 손실이다.
⑫책을 많이 읽어서 마음을 풍요롭게 만들어라.
⑬고정관념에서 벗어나 긍정적으로 생각하라.
⑭누가 단점을 지적하면 수용하여 고쳐라.
⑮지혜로운 사람들과 어울려라.
⑯어리석은 사람과 어울리면 같은 사람이 된다.
⑰취미를 갖고 최대한 즐겨라.
⑱여행을 자주 다녀라.
⑲나잇값을 하여 존경받고 익어가는 어르신이 되도록 하라.
⑳나이 탓을 하지 말고 나이를 잊고 도전하라.
㉑돈을 아끼지 말고 자신을 위해 투자하라.
㉒좋은 친구들과 자주 만나라.
㉓건강검진은 1년에 한 번씩 하라.

㉔음식으로 고치지 못하는 병은 약으로도 못 고치므로 먹는 것을 중요시하라.
㉕약을 많이 먹지 말고 몸에 약이 되는 음식을 골고루 먹어라.
기력이 떨어지면 보약을 복용하여 충전하듯이 하고 젊어지고 싶으면 글루타치온 을 섭취해야 한다.
이렇게 교본처럼 생활하면 반드시 여생을 즐길 수 있다.

95세까지 현역으로 왕성하게 국민 MC라 불리던 송해氏가 갑자기 별세한 것은 3년간 코로나로 인해 활동을 멈추었기 때문이다. 이렇듯 정년퇴직을 하면 느닷없이 얼굴이 초췌해지고 폭삭 늙으므로 평상시에 하던 일이 끊기면 그것을 대신하여 무엇인가를 찾아서 이어가야 한다.
105세 김형석 철학박사는 지금도 전국을 다니며 현역으로 강의를 하며 지내고 있다. 그러므로 그는 정신도 맑고 육체도 강건하다. 이렇게 생활하는 분들이 120세까지 거뜬하게 장수하게 된다.

세계 블루존(장수촌) 사람들의 공통점이다.
여생을 편안하게 살았다고 두손놓고 두 다리를 편안하게 두면 좀먹듯이 몸이 사그라진다. 그러므로 움직인 만큼 살게 된다는 것을 터득하여야 한다.

4. 좋은 생활습관

 남은 여생은 즐거워야 한다.
그런데도 70세가 넘으면 질병으로 고통받아 '아이고, 아이고'를 거의 다 입에 달고 사는 노인들이다.
심지어는 이렇게 고통받고 살아서 무엇하느냐며 차라리 죽어서 아프지 않고 편안히 산에 누워 있는 게 낫겠다고 한다.
얼마나 아프면 사는 것보다 죽는 게 낫다고 하겠는가! 이래서는 덤으로 사는 여생이 축복이 아닌 재앙이다. 한마디로 몸이 아프면 그 어떠한 부귀영화도 다 그림의 떡일 뿐이다.
남은 여생을 불편한데 없이 살다가 죽을 때는 조용히 감기를 앓듯이 잠깐 누워 있다가 숨을 거두어야 가장 행복한 죽음이다.

평생 불편한 데가 없이 건강 하려면
첫째 좋은 생활습관을 가져야 한다.
둘째 규칙적인 생활을 해야 한다.
셋째 절제하는 자제력이 있어야 한다.
그러기 위해서는 많이 알아야 하고, 많이 알기 위해서는 늘 독서를 해야 한다. 그러면 지혜로워져 같은 나이의 동료보다

20년 이상 더 젊어지고 건강 나이도 젊게 나온다.

동안의 얼굴로 99세까지 팔팔한 사람은 자기관리가 철저하였기 때문이고 생활이 무질서한데 재수가 좋아 하늘에서 복이 뚝 떨어진 것이 아니다.
옛말에 그 사람을 알려면 그 사람 집에 가보고, 그 사람이 사귀는 친구를 보고, 그 사람과 여행을 해 보라는 말이 있다.
그 사람 집에 가서 서재 책장에 책이 빼곡히 꽂혀 있다면 두말할 필요도 없이 머리에 든 게 많아 지혜로운 사람이고 책이 한 권도 없다면 머리가 텅 빈 깡통같이 입만 시끄러운 사람이다.
책을 보지 않아도 먹고 사는 데는 지장이 없다고는 하지만 한 권의 책을 더 읽은 사람에게 지배를 받기 때문이다.

반듯한 사람은 친하게 지내는 사람도 반듯하다.
옛말에 똥은 똥끼리 만나고 VIP는 VIP끼리 만나듯이, 종교인은 종교인끼리 만나고 술꾼은 술꾼들끼리 만나게 된다.
사회생활을 하다 보면 천층만층 별의별 사람들을 다 만나게 되지만 겉으로는 표현하지 않아도 내적으로는 마음에 맞지 않으면 멀리하고 경계하게 된다.

어쩌다 우연한 기회에 친구들을 만나게 되거나 지인들과 몇 날 며칠 여행을 가서 같이 있어 보면 그 사람의 생활습관이나 인품을 쉽게 파악할 수가 있다.

어떤 사람은 버스가 출발하려고 하는데도 오질 않는다. 한 번뿐이 아니고 투어하는 곳마다 내내 가이드의 속을 태운다. 꼭 찾아 나서야 그때 가이드의 뒤를 따라와 버스에 오른다. 기다리던 사람들도 눈살을 찌푸리며 속이 터져 혀를 찬다.

인격이 있는 사람은 간식을 사거나 술 한턱을 선뜻 내기도 하고 관광지 기념품을 사서 돌리기도 한다. 잠을 잘 때는 일찍 자고 일찍 일어나는 사람이 있는 반면에 남은 자고 있는데 혼자서 TV를 보고 시끄럽게 하여 짜증이 나서 서로 다투기도 한다.
집에서 새는 바가지는 밖에서도 새는 법이다.

사람의 얼굴은 세계 80억 인구 모두가 다르다.
이렇듯 제각각인 얼굴처럼 성격이나 습관 역시도 모두 다르므로 장점이 많은 사람은 여생을 여유롭고 건강하게 살아가며 단점이 많은 사람은 노후에 질병에 시달려 사는 게 지켜워진다.

무병장수하기 위해서는 만병의 근원인 근심, 걱정, 분노, 분쟁 등과 같은 스트레스에서 벗어나야 하고 발끈하거나 욱하는 성질을 자제해야 한다. 화를 내면 우리 몸에 독이 되어 쌓이게 되므로 수명이 단축된다.
야생동물 중에서도 포악하거나 사나운 동물일수록 수명이 짧다. 인간은 분노 속에서 한 말이나 행동은 반드시 후회할 일을 저지르게 되므로 그릇이 큰 사람이 분노를 다스릴 줄 아는 현명한 사람이다.

버럭 하고 화를 잘 내는 사람치고 건강한 사람은 없다.
반면에 느긋하고 성품이 따뜻한 사람은 성인병 같은 질병이 거의 없다. 더불어 인생 여정 내내 존경받으며 인맥 형성도 원만하다.
이와같이 인간은 두 종류로 나뉘어 늙어가는데 나이가 들수록 더욱 성숙해지며 현명해지는가 하면 반대로 어린아이로 돌아가 철부지 같은 행동을 하여 퇴화하는 노인도 있다.
이런 차이는 교육 수준에서 차이를 보이기도 하지만 긍정적인 성격과 정신적 수양에서도 양극화로 나뉜다.

우리는 의학의 발달과 질좋은 식단으로 60세가 되면 앞으로 60년을 더 바라볼 수 있는 시대가 왔다. 그런데도 남은 여생을 잉여 인간으로 살려고 해서는 안된다.
잉여 노인으로 살게 되면 일찍 병들고 죽게 되는 걸 알면서도 설설 기다시피 남을 의지하고 자식에게 짐이 되어가며 보내는 일은 하지 말아야 한다.
나이가 들수록 움직임이 적으면 면역력이 떨어지는데도 늘 게으름을 피우면 죽음을 재촉하는 일이다.

면역력을 높이려면 먹거리, 생활습관, 환경 이 세 가지가 합쳐져야 하며 면역력은 대장에서 생기므로 대장관리를 잘해야 한다.
면역력은 대장에서 75%가 좌우되므로 장이 건강해야 질병에 걸리지 않고 장이 약하면 면역력이 약해져 감기, 대상포진, 코로나 같은 질병과 암에 걸리게 된다.
장이 약한 증상은 소화가 안 되거나 배나 옆구리가 아프거나 변비가 심하고 불면증이 생긴다.
장 건강을 위해서는 스트레스를 받지 말고 운동을 하면서 콩으로 만든 청국장이나 유산균이 많이 든 발효음식이 좋다.

대변의 색깔도 황금색 변이 건강하므로 스스로 판단해서 관리하여야 한다.
변비가 심하거나, 냄새가 심하면 장이 나쁘다는 징조이므로 면역력 관리를 해야 한다. 코로나, 감기, 몸에 나는 부스럼 등도 면역력 저하로 인해 생기는 질병이므로 노인일수록 기본적으로 장 건강에 주의를 기울여야 한다.
장 건강에 이어서 나이가 들면 바로 느끼며 중요한 곳이 소화기관이므로 다음 장에서 자세히 설명하려고 한다.

건강하게 남은 여생을 무엇을 하며 살 것인가를 스스로 결정하여 살아야 하는데 심심하다, 무료하다, 하루가 너무 지루하다며 푸념하는 노인이라면 얼마 가지 않아서 건강이 악화한다.
잉여 인간으로 살다가 건강마저도 무너져서 쓸모없는 노인이 되면 마지막으로 보내지는 곳이 요양원이다. 가족과 생이별을 해야 하고 시한부 인생으로 죽어서나 나오는 곳으로 늙어서 가장 불행한 최후를 맞는 곳이다.
요양원에 가고 싶은 사람은 없다. 자신 스스로 자기 몸 하나를 해결하지 못하여 등떠밀려 가는 것이다.
누군가의 도움을 받아야 하고 집에서 돌봐줄 사람은 없고 자녀가 있어도 각자 살길 바쁘고 이런 가족에게 떠밀려서 가기 싫어도 어쩔 수 없이 가야 하는 신세가 되지 말아야 한다.
그래서 늙었어도 부모가 늘 보고 싶은 사람이 되어야 한다.

이마저도 돈이 없는 독거노인은 요양원조차 가지 못하여 홀로 집에서 고독사 하는 경우가 있다. 혼자 외롭게 죽어서 한 달 만에 백골이 되어 발견되기도 한다. 고독사로 죽는 노인이 1년에 무려 수천 명이나 된다고 한다. 고독사는 자식이 있는데도 1년 만에 발견되기도 해 자식이 있건 없건 가장 슬픈 죽음이다. 이런 분들로 인해 유품을 정리해 주는 새로운 직업이 생기기도 하였다.

가까운 일본도 고독사가 심각한 사회문제가 되기도 했는데 고독사로 죽은 부모의 통장으로 매달 들어오는 노령연금을 받기 위해 사망신고를 하지 않아서이다. 또한 매년 많은 노인이 사망하여 도시를 비롯해 농촌의 빈집이 늘어나 부동산 가격이 추락하고 있다.
한국이나 일본이나 여생을 잉여로 지내던 노인일수록 고독사 하는 비율이 높은 것으로 나타났다. 자식이 있고 기력이 있을 때는 남의 이야기로만 들리고 무관심하지만, 전깃불이 꺼진 후에야 전기의 고마움을 아는 것처럼 얼마 안 가서 남의 일이 아닌 자신에 일로 닥칠 수가 있다. 지금 미래에 대하여 상상해 보면 자신에게도 닥칠 일이 아찔하다.

그래서 남은 여생을 덤으로 살지 말고 현역으로 살아야 한다.

요양원에 가면 고독사는 피할 수 있지만, 사회와 단절되어 삼시 세끼 밥때만 기다리는 것 이외에는 아무것도 하는 일 없이 오직 죽는 날만 손꼽아 기다리는 꼴이다. 그런데도 감옥 같은 요양원은 30만 명이나 꽉꽉 차 있고 대기자 수가 많아 몇 년을 기다리기도 한다. 내가 죽으러 가는구나 하는 곳인데도 그렇다. 요양원은 호텔보다 더 좋은 시설을 갖춘 곳도 있지만 집보다 못한 곳이다.

노후에 요양원으로 가지 않으려면 기초체력을 높여야 한다. 다리가 가늘고 허리가 굽어진다면 걷기운동을 하지 않아 근력이 떨어졌기 때문이다.
몇 번을 이야기하지만 잉여노인으로 집안에만 틀어박혀 밖에 나가지 않아서 생기는 문제이므로 결국엔 다리에 힘이 없어 못걸어 다니고 걷지 못하여 움직임이 없으니 뇌 건강도 나빠져서 치매인 알츠하이머나 우울증이 온다. 그래서 요양원에 갇혀있는 환자 중에 치매 환자가 제일 많다.

치매에 걸리는 사람의 특징을 데이터로 보면 운동을 하지 않은 사람이 제일 많다. 그리고 책이나 신문을 통해 정보를 받아들이지 않은 사람, 새로운 것들을 보고 느끼기 위해 여행을 하지 않은 사람, 대인기피증으로 사람들과 어울리기 싫어하는 사람, 식사할 때 급하게 먹어 뇌 운동이 활발하지 않은 사람, 게을러서 배우는 것을 두려워하는 사람, 자립하지 않고 누구에게 의지하려고 하는 사람 등 원인이 다양하다.

건강수칙이나 장수 비결에 관한 정보에 취약하면 요양원이나 요양병원의 신세를 지게 된다.
요양원과 요양병원은 엄연히 다르다.
요양병원은 의사가 주둔해 있지만, 요양원은 의사가 없이 요양보호사가 상주한다.
2025년이면 65세 이상의 노인이 1,000만 명으로 국민 전체의 20%가 되므로 요즘엔 어디를 가나 요양원과 요양병원의 간판이 눈에 띄게 늘었다.
입소를 하려면 건강관리공단에 신청서를 내면 공단 직원이 나와 확인하고 판단을 한다. 이유는 80%를 건강보험공단이 지급하고 자비로 20%만 부담하기 때문이다.

매월 비용 요양병원 자기 부담금		매월 비용 요양원 자기 부담금	
병실비, 진료비	평균40만원	병실비, 진료비	평균40만원
식재료비	평균25만원	식재료비	평균30만원
간병비	평균60만원	간병비	평균 0원
기타비용 등	평균30만원	기타비용 등	평균10만원
합계	약 150만원	합계	약 80만원

병실은 6인 기준이며 매월 비용을 지불 할 능력이 있어야 한다.
전국 요양병원과 요양원의 등급이 다르므로 등급에 따라 비용도 천차만별이다.

여자보다 남자의 고독사가 다섯 배가 많고 연령층도 낮아지고 있는데 일인 가구나 혼자 사는 독거 노인이 많아지고 할아버지보다 할머니들이 사는 즐거움이 더 높아서이다.
고독사로 죽거나, 가족이 임종을 바라보며 죽거나, 10년 동안 누워서 목숨만 부지하며 있다가 죽는 것도 다 결국 죽는 것이다. 죽는 것도 마음처럼 되지 않고 죽는 것도 복이 있다는 말이 있지만 그래도 고생하지 않고 죽기 위해서 즐거운 여생으로 현역으로 지내다 자신의 두 다리로 짱짱하게 걸어 다니고 남에게 의지하지 않으며 기력이 다해 죽을 때나 잠시 침대에 누워 조용히 생을 마감해야 한다.

세계에서 가장 나이 많은 사람은 인도네시아인(146세)으로 그분의 장수 비결은 한마디로 '마음가짐'이라고 하였다.
모든 것을 잘 참고 이겨내면 건강식이나 헬스 보약보다도 더 낫다고 한다. 할아버지는 146세라도 머리가 맑고 건강하신데 결국 정신이 건강해야 육체도 건강하다는 결과다.
사는 것이 재미없고 지겹다면 돈이 있고 자식이 있어도 불행한 사람이다. 행복은 자신이 만들어 가는 것이지 그 누구도 대신 만들어 줄 수 없다.
남은 여생을 덤으로 살아 잉여노인이 되면 처량한 신세를 면

할 수 없다. 인생 말년의 행복은 그동안 자신이 어떻게 살아왔느냐의 결과다.

사과를 먹지 않고 그대로 오래 놔두면 결국 겉이 쭈글해지는 것같이 우리의 세포도 수분이 없으면 노화가 오기 마련이다. 이처럼 노화는 세포가 건조해지면서 오는데 겉모습으로만 나타나는 것이 아니고 뼈나 내장기관 혈관 등이 건조해지면서 질병도 함께 나타난다.
특히 여성의 몸이 차거나 건조하면 자궁이나 난소의 기능이 떨어지는데 예뻐 보이려고 미니스커트나 배꼽이 드러나는 옷을 입는 것은 불임의 원인이 되기도 한다.
몸을 차게 하면 세포가 당연히 건조해지기 때문에 젊었을 때는 모르고 지나가더라도 나이가 들어서 질병으로 나타나고 더 늙는다.

세포가 건조하다는 것은 수분을 섭취하지 않아서가 아니라 차가운 물을 마시거나 춥게 입어서 몸을 보호하지 않거나 찬물로 목욕하여 체온을 떨어뜨리는 것들이 원인이다.
또한 근육을 움직이지 않아서 혈액순환이 잘되지 않으면 세포는 더 건조해진다. 웃는 사람이 젊어 보인다는 것도 얼굴 근육을 많이 움직이기 때문이며 근육의 움직임으로 세포가 살아나기 때문이다.

5. 우리 몸을 알자.

　우리의 몸은 입, 식도, 소장, 대장, 항문의 각 부분이 하나의 통로처럼 연결되어 있다 보니 유쾌하고 편안한 마음이어야 소화가 잘 되고, 머리에서 느껴지는 기분이 상하게 되면 방금 먹은 음식이 소화를 못 시켜 얹히게 된다.

우리가 음식물을 입에 넣고 씹어서 삼키면 귀, 혀, 턱밑에 있는 침샘에서 침이 분비되어 음식물과 썩이게 된다. 침에 있는 점액성분이 음식물을 잘 뭉치도록 해주고 침속 성분 중 녹말효소인 아밀레이이스에 의해 녹말이 당분으로 분해되는 과정도 겪게 된다. 이렇게 삼킨 음식은 식도를 지나 위로 내려오게 된다.

우리의 몸속의 위는 자루 모양으로 길이가 약 25cm이고 약 2L의 음식물을 저장하기도 하고 납작하게 줄어들기도 한다. 위에서는 소화효소와 펩신과 위산이 썩인 위액이 분비되는데 펩신은 단백질의 소화를 돕고 위산은 위에 들어온 음식물의 부패나 발효 역할을 한다.

위안은 뮤신이라는 산에 강한 점액으로 전체가 덮여있어서 산성이 강하더라도 버틸 수 있다. 위는 운동을 통해 음식물이 위액과 섞이게 되고 소화된 음식물을 소장으로 이동하게 된다. 그러므로 식사를 하기 전이나 식사 후에는 물을 마시지 말고 식사 30분 전이나 식후 30분에 물을 마시는 것이 위액을 묽게 하지 않아 소화에 도움이 된다.
우리나라 사람들이 위암이 많은 이유는 식사 중에 찌개나 국 같은 국물을 많이 마시기 때문이다. 서양사람들은 국 대신 죽 같은 스프를 먹기 때문에 위암 발병률이 낮다.

위장과 소장이 연결된 십이지장에서는 음식물이 지나갈 때 담낭의 쓸개 액과 췌장에서는 소화효소가 나와 음식물과 썩이고, 안쪽에 융모는 소화된 음식물의 흡수를 돕는다.
소장은 길이가 약 6m 정도이고 탄수화물, 지방, 단백질 모두가 소화되어 흡수된다. 소장 안쪽 벽 주름에는 융털이라는 돌기가 있는데 융털을 통해 양분이 체내에 흡수되어 온몸의 세포에 전달한다.
이후 대장에서는 맹장, 결장, 직장으로 이루어져 있으며 수분을 흡수시킨다. 만약 대장에 음식물이 머무는 시간이 길면 변비에 걸리며 너무 짧게 머무르면 설사가 된다. 이후 수분 흡수를 하고 항문으로 배출하게 되면서 소화과정이 마무리가 된다.

이런 일련의 소화 과정을 거치는데 10분 만에 식사를 빨리 하게 되면 소화가 잘되지 않아서 어려서 부모로부터 밥상머리 교육으로 밥은 30번씩 꼭꼭 씹어먹고 즐거운 마음으로 천천히 먹으라고 가르침을 받는 것이다.
이렇게 천천히 먹어야 소화가 잘 될 뿐만 아니라 치아도 튼튼해지고 씹는 저작 운동으로 인해 두뇌가 발달하므로 어려서부터 식사습관이 필요하다.

위가 건강해야 소화가 잘되고 소화가 잘되면 영양분의 흡수율도 높아져 건강해진다. 그러니 식욕이 왕성해 밥 먹고 뒤돌아서면 또 공복감을 느낀다. 위가 약한 사람은 식욕도 떨어지고 공복감이 없으면 밥맛도 없어 깨작거리는 모습이 복이 달아난다고 하여 보기에 좋지 않다.

음식물이 소화되는 시간은 기관별로 음식이 머무는 시간이 다르다. 식도에서 는 바로 넘어가므로 머무르지 않지만, 위부터는 약 5시간 정도 머무르며 2~3시간 정도로 지나면서 80% 정도는 배출된다.
소장에서 4~8시간 정도 지나 영양분이 흡수되고 대장에서는 약 12시간 정도 머물며 수분을 흡수시킨 후 일련의 과정을 통해 항문으로 배출한다.

음식물은 성분에 따라서 소화되는 시간이 달라지는데 탄수화물인 밥, 국, 빵, 떡은 2시간 이내 소화가 이루어지고 식이섬유가 많은 채소, 생선, 고구마, 김치 등은 4시간 정도 단백질인 육류는 6시간 지방이 많은 음식은 8시간정도 걸린다. 그래서 고기는 저녁보다는 점심에 먹고 저녁에는 가벼운 샐

러드나 탄수화물을 먹는 것이 좋다.

음식물에 들어있는 영양소를 소화하기 위해서는 음식물이 잘게 부서져야 소화가 더 잘되니 너무 빠른 식사는 씹는 시간이 부족하여 소화되는 시간이 더 오래 걸린다. 그러므로 식사는 30분 이상 천천히 꼭꼭 씹어 먹어야 한다.
또한 잠자리에 들기 4시간 전에는 절대로 야식을 하지 말아야 하며 위를 보호하기 위해서는 12시간 아무것도 먹지 않고 속을 비워두는 것이 건강에 좋다.
음식을 먹고 잠자리에 들면 위 운동에 무리가 되어 소화가 잘되지 않아서 소화불량으로 이어진다.

위 건강에 관해 좀 더 상세히 알기 위해 보충설명을 하자면 우리 몸은 음식물을 소화 시키는데 생각보다 많은 시간과 에너지가 필요하다.
치아로 꼭꼭 씹어서 죽처럼 만들어 넘겨주는 것만으로도 몸이 소화하는데 많은 에너지를 사용하므로 회복하고 재정비하기까지 시간이 부족하면 피로가 온다.

단백질이나 지방이 포함된 음식은 소화되는 시간이 더디므로 포만감이 오래 지속되는 반면 액체류나 과일은 소화가 빠르다.
과일은 식사 전에 먹는 것이 장 내에 여러 가지 음식이 섞여서 소화하지 못한 음식의 부패가 발생하지 못하게 하고 한 번에 한가지씩 영양소를 먹는 것도 원활한 소화흡수에 도움이 된다.

음식이 잘게 분해되지 않거나 몸 안에서 흡수되지 못하고 소화 시간이 길어지면 장 속에 오랫동안 남게 되는데 이렇게 제때 배출되지 못한 노폐물에서 독소가 발생하고 가스 형태로 나타난다.

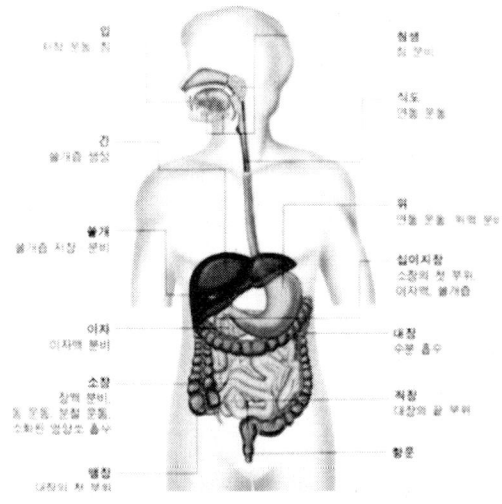
소화기관

소화흡수 기관은 위-소장-대장으로 입에서는 탄수화물만을 분해하며 꼭꼭 씹어 넘기면 식도를 거쳐 곧바로 위로 들어가게 된다.
음식이 들어오면 침샘이 자극하여 소화액이 분비되는데 이것이 천연소화제인 침이다. 먹음직스러운 것을 눈으로 볼 때도 침샘이 자극된다.

뜨거운 국물을 마시게 되면 입안이 뜨거워 데이기도 하는데 식도로 넘어간 후에는 뜨거움이 없어지는 이유는 위는 온도를 신경 쓰지 않기 때문이다. 그렇다고 지나치게 뜨거운 음식을 먹어서는 안 되고 무리할 경우에는 식도암이나 구강암, 위암 등의 원인이 되기도 한다.

식도를 거치는 시간은 수초 이내로 짧다. 음식물이 식도를 거치고 위로 들어가면서부터 몸속의 장기들은 스스로 소화를 위한 상태로 바뀌기 시작한다.
위에서는 강산성의 소화액이 분비되어 단백질만을 분해한다. 위 하부 근육의 연동운동을 통해 죽처럼 묽게 만들어서 다른 음식물과 함께 소장으로 보내진다.
음식물에 따라 소화시간은
물 - 수분이내, 주스 - 10분 이내, 과일 - 30분, 탄수화물 - 1시간, 식이섬유 - 3시간, 단백질 - 5시간, 지방 - 7시간이 걸린다.
소장에서는 탄수화물 단백질 지방 등을 모두 소화분해 해서 소장 벽으로 흡수하고 혈액을 통해 영양소를 온몸의 세포로 보낸다. 이때 4시간~ 8시간이 걸린다.

췌장에서 나오는 이자액이 탄수화물, 단백질, 지방을 모두 분해하는데 소장액은 탄수화물, 단백질만 분해하고 간의 쓸개즙과 췌장의 이자액이 지방분해를 담당한다.
대장에서는 소화액 대신에 대장 내의 박테리아균들이 남은 찌꺼기를 분해하고 소장에서 흡수되지 않은 미네랄과 수분

등을 흡수한다.
이 물질들은 10~12시간 정도 머무는데 수분은 흡수되고 나머지 노폐물은 대변으로 뭉쳐져서 몸 밖으로 배출하게 된다. 입에서 음식을 삼킨 후 장기들을 거쳐 항문으로 배출하기까지 섭취한 음식의 양과 종류 그리고 소화 능력에 따라 12시간에서 48시간 정도 걸리며 보통은 하루 24시간 정도이다.

하루 삼시 세끼 이외 간식까지 먹은 음식물은 다음 날 아침 대변으로 배설하는게 정상이다.
만약 3일동안 대변을 못 보면 변비라고 하며 변비가 계속되면 대장암 위험에 노출된다.
변비의 원인은 원발성 원인과 이차성 원인으로 구분된다.
변비의 90%가 원발성 원인에 의한 변비이다.
대장에 종양이 있거나 염증이나 탈장 자궁내막증, 매독, 치질, 당뇨, 요독증, 내분비 질환, 갑상선 저하, 신경계 질환, 운동 부족, 장거리 여행, 뇌종양, 파킨슨병 등 변비의 원인이 다양하다.

노인들에게 변비는 대장내시경 검사로 악성종양이 있는지 감별해야 한다. 운동부족으로 장운동이 적을 때나 육식을 많이 하거나 규칙적인 배변습관을 하지 못했을 때, 섬유질을 섭취하지 않았을 때 변비가 잘 생긴다.
그러므로 매일 아침 배변습관을 들이는 것이 중요하다.
배변을 거르게 되면 변비로 변이 단단해져 힘들고 대장암인 경우에는 혈변, 가는 변, 점액이 섞인 변을 보게 된다. 변비로 인해 장이 파열되거나 복막암으로 사망하는 경우도 있다.

소화기관인 대장은 소장에서부터 항문까지 길게 연결되는 소화기관으로 길이가 150cm로 30 cm자로 다섯 배나 되는 대단히 긴 장기이다.
대장암이 발생하는 위치는 결장암과 직장암으로 나뉘는데 전체 대장암의 절반 정도가 직장에서 나타나고 나머지는 휘어지는 부위인 5장 결장과 우측 결장에서 주로 발생한다.

대장암은 유전적인 요인이 높은 질환 중의 하나이다.
가족력과 관련성이 높아 가족 중에 대장암 환자가 있었다면 반드시 정기적으로 대장내시경 검사를 받도록 해야 한다.
다음으로 대장암에 취약한 사람은 고령의 노인들이다. 나이가 들면 대장 점막의 회복이 어려워져 고령 자체가 대장암의 위험 요인이 될 수 있다. 실제로 젊은 층보다는 60세 이상의 노인들에게 발생률이 높게 나타난다.
붉은 고기, 육가공 섭취, 동물성 지방을 섭취할 경우 대장암 발병 위험을 높일 수 있다. 그 이외에도 작은 음주, 비만, 담배, 만성 염증 질환 등이 대장암 발병률을 높인다.

대장암은 초기일 경우에는 증상이 잘 나타나지 않아 무증상인 경우가 많다. 만약 증상이 있어 병원을 찾는 경우 이미 상당히 진행된 상태일 가능성이 높다.
체중 감소, 근력 감소, 잦은 복통, 복부 팽만감, 식욕부진, 소화불량, 메스꺼움, 구토, 피로감 등 이 중 한두 가지만 보여도 대장암의 전조증상일 경우가 있다. 만약에 배변에 변화가 생기거나 위와 같은 증상이 나타나면 빨리 정밀검사를 받아보는 것이 좋다.

대장암 생존율은 초기에 빠른 발견 및 치료가 매우 중요하다. 완치를 의미하는 5년 생존율은 암세포가 주변 림프절이나 장기 등으로 전이되지 않았는지 따라 달라진다.
1기 대장암의 생존율은 90~95%
2기 전이가 없는 상태는 60~80%
3기 림프절로 전이된 상태 45~55%
4기 간, 폐, 복막을 전이되면 약 5%이다.

예방법으로는 50대 이상은 종합검진이 필수이며 가족력이 있다면 40세부터 검진받아야 하고 대장에 용종이 있는 경우에는 추적 관찰을 미루지 말아야 하며 충분한 수분 섭취와 운동을 해야 한다. 적정 체중을 유지하고 음주를 피하고 수면을 충분히 취하는 것도 중요하다.
식생활은 육류보다는 생산이나 과일, 채소 위주의 식단을 하는 것이 좋으며 식후에는 앉거나 눕기보다는 가볍게 몸을 움직이고 과식과 폭식을 하지 말아야 한다.

대장암은 정기적으로 내시경을 통해 조기발견 및 예방이 가능하다.
대장내시경으로 용종이 발견되면 미리 제거하고 그로 인해 암 발생률을 낮출 수 있다. 증상이 없을 때도 조기발견을 한다면 적극적인 치료를 통해 충분히 완치를 기대할 수 있으니 꾸준한 건강관리와 주기적인 건강검진에 신경쓰는 것이 좋다.

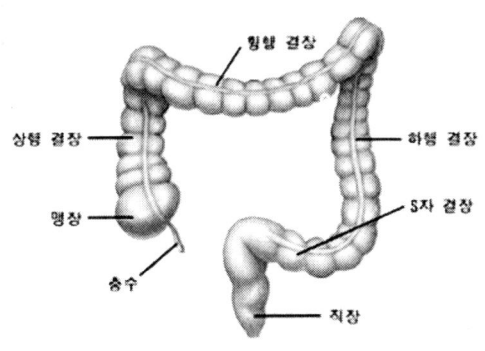

대장

남은 여생을 사는 노인들은 면역력이 떨어지고 모든 장기의 기능도 떨어지므로 질병에 걸릴 확률이 높아 건강관리에 특별히 신경써야 한다.

6. 여행의 즐거움

 인간은 나이만큼 늙는 것이 아니라 자신이 생각한 만큼 늙는 것이다.
내가 늙어서 뭐해! 하면 정말로 아무것도 못 하는 것이고, 내가 복권이라도 사 봐야 당첨되어 인생역전이라도 될 수 있는 것처럼 생각을 실행으로 옮겨야 한다. 이처럼 인생은 자신이 생각하기에 달려있다.

노년은 멋지고 아름다운 인생길이다.
30년은 멋모르고 살고, 30년은 가족을 위해 살고, 이제 남은 60년은 자신을 위해 살 기회다. 이제 가장 좋은 나이가 되었다.
그러므로 무얼 하고 긴 세월을 살아갈 것인가를 계획하여야 한다.

그동안 살아오면서 연륜이 쌓여 너그러움과 배려도 알 수 있는 나이가 되어 이제야 철이 들었다고 할 수 있다.
고마움을 알고, 소중함을 알고, 사람 사는 맛이 나는 노후가 되어야 한다.

인생이 한 번 가면 다시는 못올 이 세상인데 늦게나마 나의 삶을 멋지게 채색할 수 있을 때이다.

마음이 늙지 않아야 몸도 따라서 늙지 않는다.
그것을 아는 사람은 깨달아서 아는 사람이기에 멋있는 사람이다.
어느 가난한 농촌에서 8남매의 장남으로 태어난 사람이 있었다.
그는 가장 노릇을 하느라 초등학교마저도 마치지 못하였다.
까막눈으로 자신의 이름 석 자조차 쓰지 못하던 사람이 가정경제가 안정을 찾자 70세가 된 나이에 한글과 영어를 배워 90세에는 크루즈여행을 하면서 쓴 여행기를 책으로 출간하였다.
이처럼 한글을 깨우친 후 열심히 독서를 하고 인생이 사는 재미를 느끼며 점점 나아지는 것을 깨달았다고 한다.

나이 탓만 하면 할 수 있는 것은 아무것도 없고 나는 아직 늙지 않았으니 무엇이든지 새로운 것에 도전해야겠다고 마음먹으면 그것을 해낼 수 있다.
그래서 그는 평생 여행 한 번 가보지 못하다가 여행을 하면서 즐겨보려고 크루즈여행을 택했다.
크루즈여행을 해보니 지상낙원인 것을 깨닫고 영감을 얻어 여행기를 집필하기까지 하였으니 꿈을 이뤄 남은 여생이 일석이조의 삶이 되었다.

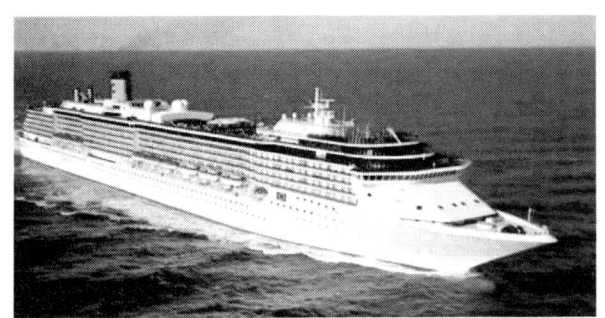

크루즈

여행은 사람의 마음을 설레게 한다.
크루즈 하면 1912년 4월 10일 영국 사우샘프턴을 떠나 미국 뉴욕으로 향하던 어마어마한 크기의 여객선 타이타닉호을 떠올리게 한다.
첫 항해를 하던 타이타닉호는 닷새 후인 15일 바다의 빙산과 충돌하여 침몰하게 된다. 그렇게 대형 빌딩만 하던 배는 새벽 2시 20분에 완전히 침몰한다.
여객선에 승선하였던 승무원을 비롯하여 승객 1,514명이 사망한다.

배의 길이가 269M, 선폭은 28M이고 속력은 시속 39Km로이며 승선할 수 있는 정원은 3,327명이나 되는 엄청난 크기의 배이다. 승객은 2,435명까지며 구명정 보트는 20척이 준비되어 있었다.
타이타닉은 첫 항해 당시 세계에서 가장 큰 배 중의 하나였다.

영국이 올림픽을 위하여 세척의 배가 진수되었는데 그중의 하나였다. 헤럴드가 1909년 건조를 시작하여 1911년 5월 31일에 진수되었다.

승객 대다수는 영국과 스칸다 반도 등에서 새로운 삶을 찾아 미국으로 가는 이민자들이었다. 출항 당시 승선 인원은 2,223명이었다.
타이타닉호는 선 내에 체육관과 수영장 그 이외에 호화로운 시설을 갖추고 있었으나 느슨한 규제로 구명정은 20정뿐이었다.

빙산과 충돌하여 이 때문에 갑판이 함몰되어 배에 구멍이 나 배 안으로 물이 들어오기 시작하면서 2시간 40분 만에 완전히 침몰하였다.
타이타닉호는 방수용 벽이었고 문틈도 물을 차단할 수 있도록 설계되어 있었으나 실제 사고 시에는 역부족이었다. 구명정에 타지 못한 채 바다로 뛰어든 수많은 사람은 수 분 내에 찬 바닷물에서 저체온증으로 사망하였다. 침몰 된 배에서 빠져나오지 못한 사람은 천여 명이 남아있었지만, 구명정으로 구조된 사람은 겨우 706명에 불과하였다.

타이타닉은 11층으로 이루어져 있었다.
넓은 산책로가 있어 승객들은 산책로에 나와 바다의 전경을 바라보며 여행을 만끽할 수 있었는데 외관을 잘 보이게 하려고 구명보트를 설치하지 않은 것이 참사의 원인 중 하나였다.
타이타닉호에는 독서실, 흡연실, 카페와 레스토랑도 있었다. 1등 실에는 329명의 부유층이 타고 있었고, 일을 보러 가는 사람, 여유를 즐기려는 여행객들이 많았다. 호화 호텔급 수준의 개인 목욕탕도 있었다.
2등 실에는 중산층들이 285명이 3등 실에는 가난한 승객들 710명이 타고 있었다.
승선 시에는 전염병 검역을 거쳐 이, 벼룩, 빈대를 확인하였고 남자는 배의 앞머리에 여자는 배의 뒷머리에 가족인 경우는 같이 지냈다.
타이타닉 침몰사고가 세계적으로 유명해지자 1997년에는 영화로 만들어 침몰사고를 바탕으로 남녀의 사랑 이야기를 픽션으로 꾸며 대 히트를 쳤다.
최근에는 경제적으로 풍요로워 크루즈 호화여행이 대세이다. 기폴 여행, 효도 여행을 비롯해 친목회 단체 여행이나 노부부들에게 낭만 여행으로 인기다.

크루즈여행은 2박 3일 상품부터 1년 365일 상품까지 다양하다.
2박 3일짜리는 국내나 일본, 중국, 동남아시아를 다녀오는 경우이고 배에서 숙식하고 도착지에 가서는 관광지를 투어한 후 크루즈에서 잠을 잔다.
출발지는 인천항, 부산항, 속초항, 서산항 등이며 여행 예약은 롯데 여행사를 비롯해 영등포 선유도에 있는 ㈜세상에 없는 세상(02-3210-0652)에 예약하면 된다.

세계일주여행은 2,150만 원으로 조, 중, 석 식 각각 106회 총 318회의 고급 식사에 티타임이 포함되어있고 선 내에 이벤트를 무료로 관람하며 헬스장과 수영장을 무료로 사용할 수 있다.
여권, 예방접종, 여행자보험까지도 대행해 준다.
선상에서 팁이나 맛사지 샵, 항만 시설 사용 시에는 별도의 금액이 부과된다. 쇼핑비까지 포함한다면 세계 일주는 1인당 3,000만 원 정도의 비용을 예상해야 한다.

선상 내에 의사와 간호사가 상주해 있으며 일어, 중국어, 영어 통역 가이드도 상주해 있다.
남미 크루즈여행은 1,700만 원으로 날짜는 여유를 두고 예약하지 않으면 여행자가 늘 만원이기 때문에 예약이 어렵다. 출발문의 및 예약 문의를 알고 싶으면 서울 종로 02-775-8788로 알아보면 된다.

부산에서 일본 오사카까지 2박 3일은 659,000원, 싱가포르 3박 4일은 1,089,000원 45일 전에 체크인해야 하며 싱가포르 여행 시 알코올은 와인 한 병 정도만 허락된다.
말레이시아 페낭과 태국 푸켓을 투어하기 때문에 여권을 잘 챙겨 소중히 간직하여야 한다.

승선 시 첫 번째로 하는 것은 안전교육이다. 그러고 나서 숙소 층으로 이동한다.
수화물은 방문 앞까지 배달되고 숙소가 있는 10층까지 빼곡

해서 엘리베이터로 올라가면 크루즈가 엄청나게 크다는 것을 새삼 느낀다.
룸에 올라가니 싱글 두 개와 소파도 있고 테이블도 있으며 욕실까지 최고급 호텔과 다를 바가 없다.
냉장고에 생수 두 병과 커피포트와 헤어드라이어까지 필요한 건 다 있다.
크루즈여행을 하는 동안 모든 시름을 다 잊게 되고 오로지 즐거움과 행복감만이 가득 찼다.

배 위에서도 하고 싶은 게 많아 여행하는 중에도 심심하거나 지루함이 없이 여전히 바빴다.
실시간으로 여러 개의 이벤트가 촘촘하게 있었다.
3층부터 14층 사이를 부지런히 오고 가며 먹고, 즐기고, 웃고 쉬면서 놀았다.
어린아이부터 노인들까지 남녀노소가 즐길 수 있는 것들이 다양하다. 시설부터가 남달랐고 실내체육관에서는 롤러스케이팅부터 서핑이 가능하다.
대극장과 카지노도 배 위에서 즐길 수 있으니 도시에 있는 모든 것들을 다 갖추어 놓았다.
게임이나 레크레이션도 정말 다양하고 여러 종류의 와인도 마음껏 골라 마실 수가 있었다.

매일 밤 각종 공연이 열리는데 영상, 조명, 음향, 쇼 내용까지 화려함이 정말 멋있었다. 여기가 무릉도원보다 더 좋은 천국이 아닌가! 라고 착각에 잇몸은 여전히 만개하여 하얀

이를 드러내면서 모두가 박장대소를 하고 있었다.
공연장은 만원이 되니 좀 더 일찍 가서 자리잡고 앉아서 기다려야 한다.
크루즈선 갑판 위에 온수가 나오는 풀장이 있는데 스마트폰으로 사진을 가장 많이 찍는 곳이다. 끝도 보이지 않는 망망대해를 배경으로 여전히 카메라 셔터를 찰칵찰칵 누르고 절경에 도취하여 넋이 빠진 모습들이다.
독서를 좋아하는 사람들은 이곳에서 책을 읽으며 휴식을 취하기도 한다.

크루즈의 매력은 잠자는 동안 이동하고 중간에 내려서 현지를 관광할 수 있는 점이다.
크루즈 안에는 식당도 많은데 돈 내는 레스토랑도 있지만, 무료로 서비스하는 곳만도 어마어마하다. 모든 끼니는 풍족했고 심지어 맛있고 아름답기까지 하였다. 레스토랑의 창가 자리는 누구나 선호하는 자리다. 바다 위의 풍광과 저녁에는 노을을 볼 수 있어 즐거움을 더해준다.

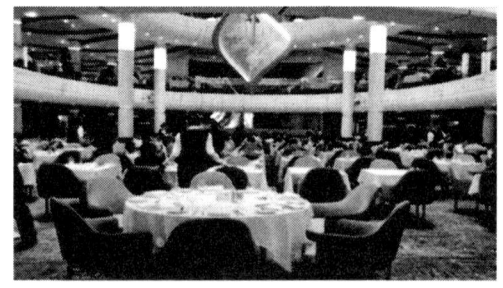

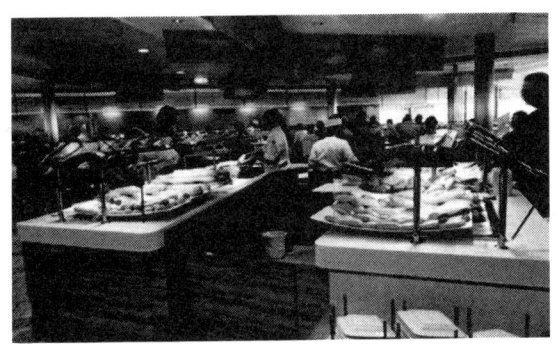

유람선 내부

바다 위에서 멋있는 식사를 하면서 유유자적 시간을 보내다 보니 행복은 이런 거구나! 싶었다.
그래서 여행을 하면 할수록 자꾸 하고 싶어지고 중독이 되기도 한다. 심지어 집을 담보로 하고 여행을 다닌다는 말이 나올 지경이다.

첫 크루즈여행은 어색하고 서툴렀지만, 사람은 환경에 따라 변하듯이 곧 적응하게 된다. 내릴 때가 되면 너무 아쉬워 서운하기까지 하여 더 길게 타고 싶은 마음이 든다.

가족 여행, 커플 여행, 나 홀로 여행, 친구들과 단체 여행을 크루즈로 하면 참 좋다. ㈜투어 마케팅 코리아 (02-737-0003)에 문의하여도 좋다.
부산출발-> 일본 북해도 크루즈 6일 여행 1,640,000원
서산출발-> 일본 오키나와, 대만 7일 여행 1,980,000원

부산출발-> 일본 가고시마, 사카이 5일 여행 1,480,000원
싱가포르, 베트남 여행은 1,222,000원
로마,나폴리, 아테네, 이스탄불 1,756,000원
지중해 일주 11일 1,770,000원
지중해, 이탈리아, 그리스 3,110,000원
크루즈 시티 (02-702-1716)에 문의해봐도 좋다.

일생을 사는 동안 여행 한 번 안 가본 사람은 형편이 안되거나 왜 가야 하는지를 모르는 사람이다.
코로나가 끝나고 나서 그동안 참고 쌓였던 것들을 분출이라도 하듯이 해외여행이 붐을 이루고 있다. 긴 연휴가 아니면 명절이면 성수기로 인천공항에 발디딜 틈이 없을 정도이다.
20년 전만 해도 해외로 나가는 출국자 수는 914만 명, 해외에서 들어오는 입국자 수는 576만 명이었다. 이 중에 관광이 목적인 출국자는 468만 명으로 52%를 차지한다.
행선지 별로는 중국, 일본, 태국, 미국 순이며, 반대로 입국자는 일본, 미국, 중국, 대만 순이었다.

예전에는 여행을 뜻하는 어원이 고통과 고난이라는 뜻이었는데 이제는 쾌락과 오락으로 여겨진 것은 교통수단이 발달하게 된 19세기에 이르러서다.
1780년대 영국만 하더라도 런던의 호화 거리였던 맨체스터까지 가는데 역마차로 4~5일이나 걸렸다.
우리나라도 역시 몇십 년 전만 해도 해외여행이란 꿈도 못 꿨었다.

그러던 것이 경제와 교통이 발달하고 나라 간의 여행 자율화가 되면서 맘껏 여행하는 것이 가능해졌다.

여행객이 많아지자 여행사들은 다양한 종류의 상품을 만들어 골프 여행, 성매매 여행, 명품 쇼핑 여행, 묻지 마 여행, 맛기행 등 여행자들이 선택하여 누릴 수 있게 되었다. 그래서 다녀온 사람들은 자랑 일색이지 쓴소리를 하는 사람은 없다.

여행은 다리가 튼튼해야 제대로 된 여행이지 늙어서 다리에 힘이 없으면 가고 싶어도 갈 수가 없다.
사람들이 여행을 많이 하는지 아닌지는 첫째가 건강과 돈 때문이다. 그다음이 시간과 관심, 부지런한 성격이 필요하다.
아무리 건강하고 돈이 있더라도 여행에 호기심이 없으면 평양감사도 자기 하기 싫으면 안 하듯이 할 수가 없다.
여행에 대한 부정적인 시각은 여행해서 뭘 하냐 하는 고정관념이 토착하여 일생을 여행하지 않는 것이다. 사람마다 관심사가 다를 수는 있지만, 여행을 통해 새로운 세상을 만나면 분명히 넓은 시야와 활기를 얻는다.

경제적 여유가 없어서 여행 한 번 못 가보기도 하지만 여유가 있어도 새벽부터 서둘러야 하고 밤늦게까지 돌아다녀야 해서 게으른 사람은 포기하는 경우가 많다.
여행하는 사람들은 활동적이거나 활력이 넘치므로 툭하면 캐리어를 들고 나선다. 백문불여일견(百聞不如一見)이라고 안 가본 곳이 있으면 어디든 찾아간다.

직접 눈으로 본 것만큼 더욱 확실한 것이 없다.

잘못된 여행의 예는 국회의원이나 시의원들이 언론의 질타를 받는 것 중에 툭하면 다른 나라에 가서 시찰하고 온다고 하지만 골프나 관광을 목적으로 가서 혈세를 낭비하기 때문이다.
여행작가 중에는 배낭 하나 둘러메고 전 세계를 누비며 참다운 여행의 면모를 보여주기도 한다. 그 책을 팔아서 여행 경비로 충당하기도 하지만 여행지에서 아르바이트해서 먹고 자기도 한다.

40년 전만 해도 해외여행을 하고 온 사람은 무슨 벼슬이라도 한 사람처럼 여겼다. 그러나 지금은 이웃집 드나들 듯이 하는 시대이다 보니 반바지에 슬리퍼 차림으로 공항으로 가서 비행기를 탈만큼 남을 의식하지도 않을 만큼 자유롭다. 다리가 아파서, 돈이 없어서 가고 싶어도 못가는 것이 아니라 잉여 인간으로 살지는 않는지! 아무도 자신을 부르지도 않고 쓸모없다고 천대받고 있지는 않은지! 생각해볼 필요가 있다.
이렇게 되지 않기 위해서 자신 스스로 인생을 값지게 살도록 해야 한다.

7. 늘 움직이세요.

  칫솔 한 개가 건강 백 세에 큰 공로가 되듯이 올바른 건강 정보 하나를 더 아는 사람이 더 오래 산다.

건강 장수에 영향을 끼치는 DNA 유전자는 20%의 영향을 미쳐 부모가 100세 이상 장수하였더라도 본인이 생활습관이 나쁘고 섭생을 잘못하였으면 좋은 혈통이라도 천수를 다하지 못한다.
반대로 부모가 단명했어도 본인이 건강에 관심을 가지고 올바르게 관리하였으면 백 세 이상을 거뜬히 넘어 살 수 있다.

건강 장수는 저절로 찾아온 행운이 아니고 자신이 평소에 해온 결과물이다.
대한민국의 인구 통계를 보면 단명한 사람과 장수한 사람이 연령대별로 나온다.
2024년 초 현재 우리나라 총인구는 51,801,449명이다
남자가 25,861,116명, 여자가 25,940,333명이며 세대 수는 21,825,601세대다.

각 지역 인구분포도는 서울 9,814,049명 / 부산 3,455,611명 / 인천 2,953,883명 / 대구 2,469,617명 / 대전 1,494,878명 / 광주 1,460,745명 / 울산 1,159,594명 / 세종 330,332명 / 경기 12,975,176명 / 경남 3,377,483명 / 경북 2,681,090명 / 충남 2,122,220명 / 충북 1,595,772명 / 전남 1,887,991명 / 전북 1,844,639명 / 강원 1,544,843명 / 제주 663,526명

고령 인구
71세 - 277,387명 / 72세 - 240,644명 / 73세 - 239,246명 / 74세 - 202,376명 / 75세 182,175명 / 76세 171,489명 / 77세 153,481명 / 78세 133,408명 / 79세 126,300명 / 80세 102,370명 / 81세 97,963명 / 82세 91,308명 / 83세 75,676명 / 84세 65,002명 / 85세 52,099명 / 86세 36,728명 / 87세 31,686명 / 88세 26,992명 / 89세 24,019명 / 90세 16,019명 / 91세 12,396명 / 92세 9,969명 / 93세 7,273명 / 94세 5,117명 / 95세 3,975명 / 96세 2,602명 / 97세 1,773명 / 98세 1,071명 / 99세 648명 80세가 되면 100명 중 70명은 저세상으로 가고 30%인 30명만 생존하고, 90세가 되면 100명 중 95명은 저세상으로 가고 5%인 5명만 생존한다.

그러나 첫째 100세 이상 인구는 1,000명이 넘고 2025년이 되면 65세 인구는 천만 명이 넘으며 2050년이 되면 노령인구는 2천만 명이 넘어서게 될 것이다.

지금까지 연령별 생존율을 참고하여 하루라도 건강하게 더 살기 위해 스스로 노력해야 한다.

히말라야산맥 부족의 훈자 마을과 남미의 안데스산맥에 있는 빌카 장수촌에 사는 100세 이상의 장수자들은 100세가 넘어도 산과 들에 나가 일을 한다.
자연에 사는 동물과 사육하는 동물의 수명 차이를 학자들이 말하기를 야생토끼는 15년을 살지만, 집에서 키우는 집토끼는 4~5년밖에 살지 못한다고 하였다.
야생들개도 마찬가지다. 들개는 27년을 살지만 집에서 키우는 개의 최대수명은 13년으로 반으로 줄어든다. 소도 마찬가지로 야생들소는 60년을 살고 집에서 기르는 소는 20년도 살지 못한다.

이렇듯 사람도 마찬가지이다.
중국의 노동자 중 모범상을 받은 조문복 노인은 107세까지 살았고, 그리스의 극작가 소포클레스는 100세 때 <오이디프스왕>이라는 작품을 썼다. 로마 장군 안테우스는 11세까지 전쟁터에서 활약했고 미켈란젤로는 90세에 바티칸 천장에 그림을 그렸다.

나이가 들었어도 사회활동을 하는 사람은 건강 장수하고 은둔생활로 집에만 고립되어 사는 사람은 병들어 일찍 죽는다. 아침밥을 먹고 숟가락을 내려놓으면 현관문을 박차고 나가 친구와 어울리거나 취미 생활을 하고 무엇이든 활동해야 한다.

움직이면 혈액순환이 잘되어 건강해진다. 심혈관질환은 사망 위험이 가장 큰 병 중 하나이다. 사람들은 육류를 섭취하여 동물성 지방이 심혈관의 원인으로 알고 있지만 그렇지가 않다.
서양인들은 주식이 주로 육류이지만 심혈관질환이 동양인들보다 적다. 그리고 움직이는 운동량이 서양인들이 더 많아서 장수확률이 높다.

용불용설처럼 쓰면 쓸수록 발달하므로 적당히 움직이면 오히려 쓴 부위의 근육이 발달하는 것이다.
이렇듯 안쓰면 퇴화하고 그렇다고 지나치게 쓰면 오히려 병이 와 쇠약해진다.
쓰지 않는 근육들은 위축되어 혈관이 좁아지고 혈액량이 적어 몰라보게 살이 여위게 된다.

신장 질환 즉 콩팥이나 방광에 생긴 찌꺼기를 깨끗하게 배출하려면 부단히 움직여야 투석 받을 일이 없다. 누워만 있거나 앉아서만 생활하면 찌꺼기들이 쌓이고 굳어져 돌처럼 변해 담석증으로 엄청난 고통을 겪게 된다.
자신을 사랑하는 사람은 늘 움직이고 자신을 학대하는 사람은 늘 앉아있거나 누워있는 사람이다.
매일 4,000보를 걷는 사람은 - 우울증이 없어지고 정신이 맑아진다.

5,000보를 걷는 사람은 - 뇌졸중, 치매를 예방한다.
6,000보를 걷는 사람은 - 뼈가 튼튼해져 골다공증을 예방한다.
7,000보를 걷는 사람은 - 질병과 암을 예방한다.
8,000보를 걷는 사람은 - 고혈압 당뇨와 같은 성인병을 예방한다.
9,000보를 걷는 사람은 - 노화를 늦추고 활력이 넘친다.
만보를 걷는 사람은 - 뇌를 자극하여 100세가 넘어도 옛날 친구의 이름도 기억하며 수정처럼 맑아 건망증이나 치매를 걱정하지 않아도 된다.
그 외에 걷는 것만으로도 의욕이 생기고 입맛이 좋아지고, 비만이 치료되어 다이어트에 효과적이며 요통과 고혈압도 치료된다.

걸으면 젊어진다. 스트레스가 풀린다. 자신감이 생긴다. 마음이 풀린다. 고민이 없어진다. 인간관계가 좋아진다.
매일 걷는 사람은 백 세가 넘은 나이에도 지팡이 없이 걸을 수 있지만, 걷지 않는 사람은 근력이 떨어져 지팡이가 있어도 다리가 후들거려 걸을 수 없어 기능이 퇴화하므로 남의 손을 빌려야 하는 상황으로 큰 불편함을 겪게 된다.
나이가 많아도 남의 손을 빌리지 않고 자신의 의지로 생활하는 노인은 스스로 좋은 생활습관을 유지해왔으므로 말년에도 행복할 것이다.

우리의 몸은 신비롭다.

혈액이 한 바퀴 도는 데는 46초가 걸린다.
혀에 침이 없으면 맛을 느낄 수가 없다.
코에 물기가 없으면 냄새를 맡을 수 없다.
아기 때는 305개의 뼈를 가지고 태어나지만 커가면서 여러 개가 합쳐져서 206개로 줄어든다.
두 개의 콧구멍은 3~4시간마다 활동을 교대한다. 한쪽으로만 냄새를 맡는 동안 한쪽은 쉬고 있다.

우리의 뇌는 20%의 음식물 소모하고 전체 혈액의 15%를 사용한다.
피부는 끊임없이 벗겨지고 4주마다 새 피부로 바뀐다.
혈관의 길이는 112,000km로 지구를 두 바퀴 반이나 감을 수 있는 어마어마한 길이다. 건강 장수하려면 첫째 혈관이 깨끗하고 혈액순환이 잘되어야 한다.

이 지구상에 지문이 똑같은 사람이 없듯이 얼굴도 똑같이 사람은 없다. 이것이 인체의 신비이다.
사람이 사는 데는 반드시 이치가 있는데 발끈하며 화를 내는 사람은 왜 독이 되는 것일까? 버럭 하고 화를 내면 머리가 뜨거워지고 몸은 차가워지는데 반복해서 자주 화내면 순환이 되지 않으므로 몸에 이상이 생기기 때문이다.
또한 말을 많이 하여도 기가 빠져나가 단명의 원인이 되기도 한다.

말이 많다는 것은 오장육부의 하나인 입과 혀를 움직이는데 필요한 신경과 근육이 좁아지게 한다. 이러한 현상이 누적되면 오장육부가 차가워져 병이 생긴다.
종일 앉아서 머리만 쓰고 다리를 쓰지 않으면 다리에 기운이 빠져 약해지는데 면역력이 떨어져 질병을 가져오게 된다.

따뜻한 음식은 몸을 따뜻하게 하여 위장에서 분해하고 소화하기에 좋고, 차가운 음식은 위장을 따뜻하게 만드는데 시간이 걸리게 하므로 많은 기운을 소모시켜 약해진다.
처음에는 기운이 있어 몸에 들어온 차가운 음식을 녹일 힘이 있더라도 반복이되면 차가운 기운으로 인해 소화 장애가 생기고 동시에 위장을 약하게 만들어 세균번식 등으로 위염과 위암을 발생시킨다.
건강하게 오래 사는 식습관은 냉수나 냉커피보다는 따뜻한 음식이 건강한 사람이나 건강하지 못한 사람 모두에게 필요하다.

건강하기 위한 기본 지침으로는
따뜻한 물을 마셔라, 말을 많이 하지 말라, 다리를 많이 움직여라, 땀을 내며 움직여라, 매일 목욕해라, 허리를 반듯하게 펴서 걸어라, 하루에 백자를 쓰고 천자를 읽어라, 건강보조식품으로 부족한 영양분을 챙겨라.
장수에 좋은 음식인 검정콩, 팥, 찹쌀, 사과, 부추, 생강, 양파, 마늘, 마, 무, 새우젓, 호박, 매실, 양배추 등으로 탄수화물인 밥보다는 반찬을 많이 먹고 간식으로 과일 등을 챙겨 먹는 것이 좋다.

일본 장수촌 노인들이 자주 먹는 음식은 돼지고기, 식초, 낫또(청국장), 채소, 두부, 김, 미역, 해초, 생선이다.

물을 마실 때는 잠자기 전 한 잔의 물을 마시고 일어나서 두 잔의 물을 마시면 좋고, 식사 전에는 꼭 30분 전에 마시고 식사 후에는 입가심 정도로 조금만 마시는 것이 좋다.
이대로 실천하면 밤에 주가 나지 않고 신장의 노폐물을 맑게 걸러주어 콩팥 기능이 좋아진다. 건강에 관한 정보를 미리 알고 실천하는 사람은 훨씬 젊고 활력있는 삶을 산다.

인간의 몸속에는 누구나 암세포가 잠재해 있다.
암세포가 활동하기에 좋은 환경이 조성되면 물 만난 고기 마냥 몸속에서 일제히 일어나 활동이 이루어진다.
암세포가 제일 좋아하는 조건은 차갑고 시원한 환경이고 제일 싫어하는 것은 따뜻한 곳과 계피와 커피이다.
계핏가루 1티스푼, 블랙커피 한 잔, 식초 한 수저를 타서 일년에 3개월만 마시면 암 걱정을 하지 않아도 된다.

골수암에 걸리면 최종적으로는 뼈를 절단하게 된다.
요즘 백혈병, 골수암 환자가 늘어나는 원인은 물 대신 탄산음료를 마시며 플라스틱 용기나 비닐봉지에 뜨거운 음식을 담아 배달음식을 자주 먹기 때문이다.
플라스틱 용기에 음식을 담아 전자레인지에 데우는 것도 하지 말아야 한다. 플라스틱 그릇이 열을 받으면 52종의 발암

물질이 발생한다.

100세 이상 장수한 노인들은 인스턴트 식품이나 가공식품을 아예 본 적이 없다고 한다. 그리고 과식을 하거나 야식을 먹지 않으며 늘 발효식품인 김치, 된장, 청국장, 간장, 고추장 등을 매끼 마다 먹어 혈관 건강이 좋아 성인병이 없이 오래 살아갈 수가 있다.

8. 얼굴은 대변한다.

 나이가 들면 얼굴의 모양도 추하거나 천하게 변한다.
얼굴 피부가 밑으로 처지기 때문에 눈이 작아져 실눈 같으며 볼살은 흘러내린다. 피부는 윤기가 없어져 까칠하며 쭈글쭈글한 모습으로 웃지 않으면 무서워 보인다.
늙어서 나이 먹은 계급장처럼 검버섯과 잡티, 자글자글한 주름살은 여생이 얼마 남지 않았다는 예시이다.

늙어서도 좀 더 젊어 보이려고 관리해온 사람은 천박하지 않게 좋은 인상으로 남아있다.
인상이 좋은 사람은 세상 살기가 한결 수월하다.
사람들은 좋은 인상을 가진 사람에게 쉽게 마음을 열고 신뢰하며 더불어 더 많은 것을 나누고 싶어 한다.
그러므로 인상 좋은 사람은 그렇지 않은 사람에 비해 덜 수고로우면서 많은 것을 얻을 수 있다.

인상이라는 것은 곧 사람의 진심, 심성 자체가 투명하게 발현된 것이다. 즉 사람의 마음가짐이 선하지 않다면 결코 좋은 인상을 가질 수 없다.

얼굴의 모습은 성격과 마음가짐과 직업 그리고 교육과 지식에 의하여 많은 영향을 끼친다.
성격이 나쁘고 까칠한 사람은 첫인상부터가 차갑게 보인다. 늘 부정적이고 남을 질타하며 불평불만이 많은 사람은 울분에 찬 우락부락한 모습이다.

성직자의 얼굴과 학자의 모습은 몇십 년 동안 마음에서 다져온 모습 그대로 얼굴에 표출되어 선하게 나타난다.
제아무리 성형수술을 하고 아름답게 꾸민다고 해도 교육수준이 낮고 머리에 든 지식이 없으면 지적으로 보이지 않고 경박해 보인다.

얼굴은 마음의 표현이다.
마음가짐을 어떻게 갖느냐에 따라서 얼굴 모습은 변한다.
싸움을 잘하는 폭력배, 도둑질하는 도둑놈, 노름만 하는 노름꾼 이들의 얼굴은 좋지 못한 인상으로 비추어신다.
싸구려 식당에서 서빙하는 이모들은 늘 얼굴에 구름이 끼어있어 어둡다. 막노동자들은 험한 중노동으로 얼굴도 빛이 안 난다. 확률적으로 힘들게 사는 사람의 인상이 좋지 않다는 것이다.
그러나 노동자나 농부의 얼굴은 햇빛을 받아 검게 그을렸어도 마음이 선하면 인상이 좋다.
선비의 얼굴은 빛이 나고 희고 깨끗하며 귀티가 난다. 실내에서 책만 읽는 선비의 얼굴은 곱게 자란 인상을 주며 땟깔부터가 다르다. 하지만 마음가짐에 따라 인상이 달라지므로 인상은 곧 직업으로만 결정되지 않는다.

건강한 사람은 건강미가 넘치게 보이고, 허약한 사람은 얼굴에 핏기가 없어 나약하게 보인다.
이렇게 사람의 인상은 자신이 받은 영향과 마음속에서 우러나오는 생각에서 만들어진다.

아무것도 하지 않는 노인, 노인정에 가는 노인, 복지관에 가는 노인, 콜라텍에 가는 노인, 현역으로 사는 노인 대부분 이렇게 나뉘며 수준도 달라진다.
옛날 조선시대 조정에서도 과거시험을 치르고 장원급제를 하였어도 면접을 보았다.
신언서판(身言書判)을 중점을 두어
생긴 관상이 번듯하게 잘생겨야 하고, 조리 있게 말을 잘 구사하여야 하고, 글재주가 좋아 시와 문장을 잘 써야 하고, 아는 것이 많아 판단력이 정확해야 했다.
조정에서 시험문제로 내놓은 시제에 만점을 받았더라도 위의 네 가지 조건에 결함이 있으면 제외하였다. 이렇듯 관상(인상)이 좋아야 했다.

관상이란? 겉으로 드러나는 얼굴의 생김새를 말한다. 또는 그 생김새로 사람의 성격과 기질을 파악하는 것을 말하기도 한다.
관상은 문명이 발생한 오랜 옛날부터 발생한 시기와 비슷한 때에 생겨난 것으로 보아 2,500년 전 공자 시대부터 있었던 것으로 추정된다.
지금의 동양철학인 관상가로는 200년 전 중국의 관조와 허조가 있었고 그 유명한 <주역>을 쓴 저자도 천문계열 점복술까지 능통하였다.

관상가 허소의 관상서 <마의 상법>에는 이런 말이 나온다. 잘난 관상은 몸이 튼튼한 신상만 못하고 몸이 좋은 신상은 마음씨 좋은 심상만 못하다. 즉, 마음씨가 좋으면 관상이나 신상이 좋은 것보다 낫다.라는 뜻으로 인간은 모든 것이 마음먹기에 따라 인상이 변한다는 뜻이기도 하다.

관상학에서는 일반적으로 얼굴을 이마, 코, 턱으로 삼등분하여 본다.
상점 - 이마는 30대까지의 운을 보고
중점 - 눈썹부터 시작하여 코와 광대뼈 부분은 40대까지 운을 보고
하점 - 인중부터 턱까지인 얼굴 아래부분은 50대 이후의 운을 본다.

이마에는 부모궁이 있다. 이것은 초년 운을 지배하여 부모덕으로 인생이 빨리 풀리거나 단춧구멍이 잘못 꼬이기도 한다. 이마가 깨끗하게 튀어나오지 않고 기미나 잡티가 없으며 20대 에도 관록궁이 있어 고위 관료로 나갈 수 있지만 반대이면 자수성가형으로 자신이 스스로 인생을 헤쳐나가야 한다. 돼지 간을 엎어 놓은 것 같은 이마가 김영삼 대통령 같은 이

마다.

눈은 부귀와 빈천을 보는 곳이다.
얼굴이 천 냥이면 눈이 구백 냥으로 관상에서 가장 높은 점수를 주는 중요한 곳이다.
눈과 눈 사이가 멀면 마음이 넓고 눈 사이가 좁으면 감정이 예민하고 근심 걱정을 사서 하며 초조하기 쉽고 소견이 좁아 큰일을 못하며 부부간에도 자주 싸우는 좁쌀영감이다.

코는 재물을 담당하는 곳이다.
코가 잘생기면 부자가 될 확률이 높아지며 다른 곳이 못생겨도 최소한 굶지는 않는다고 한다.
콧구멍이 보이지 않고 코 뿌리가 꺼지지 않고 미간까지 연결되어 있으며 코 두덩이 크며 코 높이가 낮지 않으면 좋은 코로 본다.

인중은 넉 사(四)자처럼 생기고 입꼬리가 약간 올라간 듯한 입이 잘생긴 입이다. 인중에 흉터가 없고 대나무를 쪼갠 것처럼 반듯하고 적당히 긴 인중이라면 형제와 자식 복이 많은 길상이다.
입술은 머릿속으로는 추악한 생각이 가득 상상되지만 성공과 재복을 부르는 관상이라고 한다.

입술이 선홍빛이 가득하다면 행운을 더해준다.
입은 크고 색이 선홍빛으로 예쁘게 빛나고 입술 주름과 생김새가 잘 정돈되어 있으면 관운과 재복이 좋은 입이고 그렇지 않고 단순히 큰 입이라면 말단에 팔자 입술이다.

치아가 40개이면 성인의 상이며, 38개면 재상의 관직에 서 있고, 36개면 중역에 있을 상이며, 32개라면 보통사람보다 약간 낮고, 30개면 평범한 민초며, 28개면 가난한 관상이다. 우리의 치아는 보통이 아래와 위를 합쳐 32개이다.

귀는 15세까지 초년 운을 결정짓는다.

얼굴에 있는 점치고 좋은 점은 없고 몸에 있는 점치고 나쁜 점은 없다.

피부가 탁하면 좋지 않고 맑고 광이 나야 좋다.
관상은 미신이 아니고 몇천 년 동안 걸친 통계학으로 동양철학으로 통한다.
하지만 외모 지상주위에 의해 세간의 통설이기도 하다. 후천적인 노력보다는 타고난 외모에 의해 인생이 정해진다는 인식은 시대착오적이기도 하다.

관상, 사주팔자는 오랜 자료 축적으로 근거 삼은 통계학이라지만 판단과 근거가 되는 것은 아니다.
사회심리학에서는 그 사람의 지위가 그 사람의 외모를 개선한다는 연구가 있는데 지위가 높으면 사람의 외모가 실제로 변화가 없더라도 더 나아 보이는 현상 때문이다. 아무튼 잘

생긴 사람이 경쟁력에서 유리한 것만은 틀림이 없다. 그래서 여자들은 더 예뻐지려고 성형수술을 하고 보톡스를 정기적으로 맞는다.

여자가 섹시하게 예뻐 보이려는 것은 본능이다. 마치 나이 먹은 남자들이 정력제 하면 눈이 번쩍 귀가 쫑긋하여 하루만에 완판되는 것처럼 여자는 예뻐지는 것이 있으면 홈쇼핑에 첫 런칭 하면 완판이 되고 강남 성형외과 예약은 몇 개월이 예약이 밀려있다.

특히 얼굴로 먹고사는 연예인들은 단골성형외과에 갖다 바치는 돈이 수억 원이라 한다.
그러다 보니 젊은 여자들의 얼굴은 거의 같아 보여서 저 여자가 이 여자 같고 헷갈린다. 젊은 여성이 모두 같아 보이면 그것은 늙었다는 증거라고 면박을 주는데 젊은 남자들도 요즘 여자들의 얼굴이 쌍둥이 같아 보인다고 한다.

사실 모두 같아 보이는 것도 무리가 아닌 것이 성형뿐만 아니라 식생활의 변화이기도 하다.
요즘 젊은이들은 잘 씹지 않고 부드럽고 소화가 잘되는 음식만 먹었기 때문에 턱뼈가 발달하지 않은 원인도 있다.
이렇게 씹지 않는 습관은 많은 부작용을 일으키는데 그중 하나가 뇌가 발달하지 못하는 것이다. 그러므로 씹는 행위로 인해 뇌를 자극시켜야 한다.

음식을 씹으면 턱관절의 움직임이 직접 뇌를 자극한다.
잇몸의 혈액이 뇌 쪽으로 흘러 들어가 뇌의 혈액순환을 좋게 한다.
씹는 운동은 얼굴 전체의 근육운동으로 이어져 얼굴 근육운동이 뇌를 활성화한다.
씹을 때 나오는 침은 면역력 성분이 함유되어 많이 씹어야 건강하다.
씹는 운동은 턱이 발달하여 치열이 고르게 되고 뇌 운동이 되어 치매 예방에 도움이 된다.

남녀 모두 젊고 건강 하려면 후르르 마시는 부드러운 식사보다는 꼭꼭 많이 씹는 식사습관으로 바꿔야 한다. 하루 삼시 세끼를 씹어먹게 되면 뇌는 기억력을 향상시키고 IQ를 좋게 하여 인생을 바꿔놓기도 한다.
머리가 좋지 않으면 연애를 해도 서툴 수밖에 없어 크리스마스에도 나 홀로 집구석에 있게 된다. 그러면 푸념만 늘고 자존감도 떨어져 부정적으로 변한다.

똑똑한 사람이 연애도 잘하는 법이다. 머리가 좋고, 자존감이 높은 사람들은 호시탐탐 상대방을 찾는다.
인간은 본래 신체가 성장하면서 언어 능력도 발달하여 연애에서도 말문을 트는 것부터가 시작이다.
언어 구사를 못 하면 쑥스러워만 하다가 꿰다 놓은 보릿자루처럼 아무것도 시도하지 못한 채 물러선다. 자신이 어떤 사람인 줄도 모르고 왜 나만 주변에 애인이 없냐고 반문한다.

멋진 연애를 하고 싶다면 자신의 기분을 말로 표현할 줄 알아야 한다.
대화의 기술은 얼굴과 옷차림보다 훨씬 호감도를 상승시킨다.

구시대에는 남자가 먼저 고백하였다면 요즘엔 여자도 먼저 고백하는 시대이다
지금은 조신해야 하는 조선시대가 아니다. 여자도 모든 것을 표현할 때 사랑을 두 배로 받는다.
이런 말이 있잖아요. 그리우면 그립다고, 보고 싶으면 보고 싶다고, 이 세상에서 가장 듣기 좋은 말이라고...
한 줄기 빛을 보기 위해 앴는 사람이 좋고, 다른 사람을 위해 너그럽고 배려하는 사람이 좋다. 옷차림이 아니더라도 편안함을 줄 수 있는 그런 사람이 좋다.

인간은 동물과 달리 말을 할 줄 알아서 발전하는 것이다.
만약 인간이 짐승과 같이 말하지 않는다면 글도 쓸수도 없었을 것이고 진화하지 못했을 것이다. 그러므로 사람은 말과 글을 잘하는 사람이 성공하게 된다.
방송인들은 말을 잘하면 고정출연하여 장수 프로가 되지만, 말에 힘이 없고 유머스럽지 않으면 하차한다.
대통령도 위트 있고 인간미가 있어 친근하면 국민으로부터 공감을 받아 인정받지만, 아는 것이 많아도 조리 있게 말하지 못하면 외면받는다.

9. 치매와 근육

 나이가 들어 노화의 원인은 근력이 떨어지고 체중이 줄어들기 때문이다.
인체는 600여 개의 근육으로 이루어져 있으며 몸무게의 절반을 차지한다.
근육은 수만 개의 근육세포가 모여 형성되며 근육 섬유는 성장하면서 크기가 커지다가 고령이 되면 수가 감소하여 기능이 점차 떨어진다.

근육은 30대부터 서서히 노화하기 시작하여 70대에는 절반으로 줄어든다. 50세부터는 매년 1~2%의 근육이 소실된다. 근육 감소가 심해지면 에너지 비축능력이 떨어져 쉽게 피로감을 느끼며 기운이 없다.

혈당 변동 폭이 커지고 당뇨 환자는 혈당조절에 어려움을 겪는다. 어지럽고 자주 넘어지며 뼈가 약해진다. 신체 반응이 느려지고 균형을 잡는 데 어려움을 겪으므로 사망 위험도 높아진다.

65세 이상 성인 600명을 6년 동안 추적 관찰한 결과 근육량과 근력이 부족한 환자는 사망위험이 4배가 높고 걷는 속도가 느리면 사망위험은 5배가 높아진다. 암 환자보다도 생존 기간이 더 짧고 재발 예후가 더 나쁘다.

근육량과 질을 높여야 한다.
근육 감소는 신체활동 저하, 영양부족, 환경요인, 질환, 염증, 유전적 호르몬 변화에 이어져 생긴다.
근육 저하를 복원시키는 약은 아직까지는 없으며 치료는 예방과 적절한 운동과 영양을 공급하는 것뿐이다.

유산소운동과 근력운동은 병행하며 빨리 걷기, 조깅, 등산, 자전거 타기, 수영 등 유산소운동은 매일 하고 근력운동은 일주일에 두세 번 해야 한다. 엎드려 팔굽혀펴기, 의자에서 다리 폈다 굽히기는 점차적으로 강도를 높여야 한다.

단백질 섭취도 중요하다. 1일 1.2g 정도면 달걀 크기의 고기를 매일 한 번씩 섭취해 주어야 한다. 달걀, 우유, 바나나, 견과류에는 류신이 많고 비타민D가 많이 든 연어, 참치, 치즈, 버섯 등은 빠트리지 말고 자주 먹는 것이 좋다.
사람은 먹는 대로 몸이 된다.

밥맛이 없어서 먹지 못하면 근육은 급속히 빠져서 기운이 없게 되고 쇠약해진다. 그러므로 팔, 다리는 점점 가늘어지고, 근육이 가장 많던 엉덩이와 허벅지의 근육 감소도 눈에 띄게 나타나 의자에 잠시만 앉아있어도 엉덩이가 배기고 아픈 것을 느낄 수 있다.

건강한 청춘과 쇠약한 노인의 차이는 바로 근육량의 차이다. 청년 시절 통통하게 붙어있던 근육은 나이가 들면서 근육량이 부족해지고 근육의 질이 떨어져 근력이 없어진다.
근육이 감소하면 뱃살이 들어가서 어지간히 날씬해진 애늙은이는 청바지를 입고 젊어 보이려고 한다. 그러나 좀더 나이 들면 노화가 진행하면서 심신이 쇠약해지고 힘줄이 약해지면서 운동능력마저 발휘되지 않는다.
이에 따라 앉았다 일어나는 것이 둔해지고 힘들어지는데 앉았다 벌떡 일어날 수 있다면 근육량이 많다는 것으로 아직은 젊다는 증거다.

근육이 줄어 근력이 없어 기운이 없다면 일상생활이 어려워 조금만 움직여도 숨이 차며 아이고 죽겠다는 소리를 입에 달고 살게 된다.
근력 감소를 나이 탓 늙은 탓으로 그대로 방치하면 당뇨병, 심혈관 질환, 뇌혈관질환, 낙상으로 인한 골절 등 일상생활을 유지하기가 힘들어 크고 작은 질환까지 찾아온다.

나이가 들면 체중계에 올라서서 체중을 자주 체크해 봐야 한다. 정상 체중을 유지하도록 하기 위함이다. 체중이 점점 줄어들었다면 근육감소가 많아지는 것이고 체중이 정상이라면 근력유지를 잘하고 있는 것이다.

근력 감소는 노화의 원인 외에도 과로, 불면증, 스트레스, 운동 부족, 단백질 부족, 당뇨, 심혈관 문제, 만성 신부전, 척추협착증, 면역력 저하에도 문제가 있다.

근육과 뼈는 몸의 형태와 구조를 이루고 움직일 수 있게 한다. 뼈에 질기게 붙어있는 근육이 수축할 때 뼈를 움직여 활동하게 한다.
힘줄은 근육을 뼈에 연결하는 질긴 끈이다. 근육은 골격과 평활근, 심근 등 다양한 유형의 근육을 갖고 있다.
근육은 혈류를 통해 들어온 영양과 산소로부터 에너지를 생성하고 에너지를 수축하기 위해 사용한다.

혈액의 공급이 원활하지 않으면 근육은 일을 많이 할 수 없다.
근육이 수축할 때 양쪽 뼈를 잡아당겨 관절이 허용하는 방향으로 뼈를 움직인다.
근육은 수축만 할 수 있으므로 하나의 근육이 관절을 구부리는 경우 이를 똑바로 펴기 위해서는 다른 쪽 근육이 수축해야 한다.

이 모든 장기는 잘 먹고 늘 움직이고 잘 자야 혈액순환이 잘 되어서 근육이 붙는 것이고 이로 인해 기력이 떨어지지 않는다.
기력이 떨어지면 목소리가 기어들어 가고 톤도 힘이 없어 목소리가 가늘어진다.

만약 걷거나 운동하기가 싫다면 각 시 단위 복지관에 가면 일 년에 4개월씩 세 번 (매월 4회) 두 시간씩 스포츠 댄스를 배워보는 것도 좋은 방법이다.
교습비는 20,000원으로 저렴하며 식사를 하고 싶으면 12시부터 1시까지 3,000원에 맛있는 식사를 할 수 있다.
지르박, 부르스, 트로트 3가지의 춤은 스포츠 운동과 동시에 사교춤도 되며 춤에 필수인 이성과 함께하므로 외로움을 잊게 한다.
4개월 동안 다 배우지 못하면 4개월을 더 배워도 된다.

스포츠댄스 교육이 끝나면 콜라텍으로 나가 실습을 해본다.
처음 발을 들여놓는 순간부터 별천지에 와있는 느낌이다.
하루 입장료는 11시부터 2,000원, 식사는 7,000원, 물품 보관료는 1,000원, 커피는 2,000원~3,000원이다.
영등포는 6.25 한국전쟁 이후 공장지대였기 때문에 공장 근로자들이 하루의 고단함을 풀러 춤을 추기 위해 카바레가 많이 형성된 곳이다.

50세 이후 실버들은 주말이면 서울 인근 주변 도시에서 금마차로 2,000명씩 몰려 입장한다. 남자가 1,000명이면 절묘하게 여자도 1,000명이 조금 넘어 대기석에 앉아서 남자가 다가와 손을 잡아주길 기다린다.
운이 좋으면 멋진 남자가 손을 내밀어 따라나서 파트너가 되어 지르박에 이어 블루스를 추고 마지막 한타임 트로트까지

춘다.
촉촉하게 땀을 흘리면서 나란히 휴게실에 가서 음료수를 마시면서 자연스럽게 대화를 나누다 보면 파트너가 된다.

부킹맨에게 팁으로 10,000원~20,000원을 주면 자신의 키와 엇비슷한 이성파트너와 짝이 되게 해준다.
그동안 노년에 외롭고 쓸쓸하게 지내면서 사람 사는 재미를 느끼지 못했었는데 금마차 콜라텍에 출입하면서 즐거워 얼굴에 화색이 돈다.
만나는 사람마다 신수가 좋아졌다는 말을 하고 무슨 좋은 일 있냐는 말을 듣기도 한다. 실버 대학에 다녀서 그렇다고 말하면 실버 대학에 관해 궁금해하여 노인들에게 무릉도원 같은 곳이라고 말한다.
이렇듯 무릉도원인 실버대학 금마차는 노인들의 놀이터이자 낙원이다.

세월 가는 줄 모를 정도로 경쾌한 음악에 몸을 움직이면 기분도 좋고 절로 운동이 되어 젊어지며 고혈압과 당뇨도 저절로 낫는 듯하다.
그토록 원하던 이성 친구도 사귈 수도 있어 일석이조의 즐거움이다.
걸음만 걸을 수 있으면 춤을 출 수 있다.
춤을 추면 일부러 만 보 이상 걷는 운동을 따로 할 필요도 없다. 경쾌한 음악에 이성과 너울너울 춤을 추고 나면 다리 운동이 자연적으로 되어 근육이 저절로 붙는 셈이다.

등산이나 산책은 비가 오거나 눈이 오면 다닐 수 없지만 금마차 실버 대학은 일 년 열두 달 문이 열려있어 날씨와 상관없이 춤으로 운동을 할 수 있다.
골프나 수영 헬스클럽은 매월 돈이 들지만 금마차 실버 대학은 전혀 부담 가지 않는 곳이어서 입장료, 점심, 음료까지 돈 만 원이면 지상낙원에서 하루를 기분 좋게 운동하고 충분히 즐길 수 있다.

덤으로 살지 않고 남은 여생을 즐기고 쓸모없는 잉여인간으로 살지 않으려면 격하지 않고 즐거운 춤으로 노년을 보내야 우울증과 치매로 고생하지 않는다.
노년의 치매는 모든 행복을 앗아간다.
자기 자신뿐 아니라 온가족에게도 삶의 질을 떨어뜨린다.
치매의 증상이나 종류는 다양하다. 확실한 규명도 없이 원인을 치료할 수도 없고 완치도 없어 한 번 걸리면 나도 모르게 죽어가는 꼴이다. 그러니 미리 예방하는 것만이 해결방법이다.

일반적인 치매 예방에 가장 좋은 것으로
첫째 독서를 해야 한다.
둘째 취미를 갖는 것이 중요하다.
　　　취미로 춤을 추고 즐거우면 더할 나위 없이 좋다.
셋째 새로운 것에 도전하여 성취감을 느낀다.
넷째 게임이나 바둑은 인지능력을 높인다.
다섯째 운동을 한다.

탁구, 테니스, 배드민턴, 걷는 운동 등으로 신체를 움직인다.

치매 예방은 생활습관도 매우 중요하여
첫째 아침 기상 직후에 따뜻한 물을 마신다.
둘째 아침 식사는 꼭 하되 바나나로 대신하는 것도 좋다.
셋째 한쪽 손만 쓰지 말고 양손을 번갈아 쓴다.
넷째 식사 도중에 물을 마시지 않는다.
다섯째 음악을 즐겨 듣고 따라부른다.

체중이 줄면 혈당이 개선되고 혈압이 내려가 안정되므로 늘 체중에 신경 쓰며 식사와 운동에 매우 철저하게 관리해야 한다. 그래서 100세 이상 장수하는 사람들은 치매가 없으며 비만도 없다.

30대 이상이 되면 건망증이 생기고 예전에 비해 메모하지 않으면 자주 깜빡거리는 일이 잦아진다. 하지만 요즘엔 '청년 치매'라는 생겨날 정도로 젊은 층의 기억력에 문제에 심각성을 보인다.
치매는 한꺼번에 느닷없이 오는 것이 아니라 서서히 찾아오는데 뇌 기능이 점차 악화하여 인지능력이 저하되는 질환이다.

치매는 여러 원인에 의해 발생할 수 있으며 주요증상은 기억력 저하, 판단력 감소, 언어 및 의사소통 능력 저하, 시간 및 공간 인지능력 저하 등이 있다.
치매의 요인 중 하나는 나이가 들어서 자연스럽게 오는 노화이다.
나이가 들면 뇌의 신경세포가 손상되고 뇌에 혈류가 감소하면서 기능이 저하된다.
가족 중 치매가 있으면 치매 발생 위험이 높아지므로 유전적인 요인도 크다.
고혈압, 당뇨, 고지혈증과 같은 만성질환은 뇌의 혈관 기능에 영향을 미쳐 발생위험을 높인다.
비만과 흡연, 음주도 치매 요인 중 하나이다.
뇌 손상으로 인해 생기는 뇌졸중, 뇌출혈, 뇌경색 등의 뇌 손상은 치매 발생에 가장 큰 위험 요소이다.

치매 전조증상들을 보면
①날짜와 요일을 순간적으로 생각하지 못하고 혼동하는 경우
②새로운 것을 배우기 어려운 경우
③물건을 사러 가서 잊고 사 오지 않는 경우
④가스 불, 전깃불을 끄지 않거나 변기 사용 후 물을 내리지 않는 경우
⑤친구나 주변 사람의 이름을 기억하지 못하는 경우
⑥잘 다니던 길을 찾지 못하는 경우
⑦대중교통을 타면 반대 방향으로 탄다.
⑧단추나 지퍼를 잠그지 않는 경우
⑨자주 사용하던 물건을 찾지 못하는 경우
⑩물건을 사고 잔돈을 받아오지 않는 경우

⑪슬퍼하다가 갑자기 난폭해져 감정 기복이 클 경우
⑫말수가 사라지고 의욕이 없어 우울증과 조울증을 겪는 경우
⑬잘하던 음식의 맛이 갑자기 맛없을 경우
⑭핸드폰을 잘 받지 않고 문자나 카톡을 전혀 하지 못하는 경우
⑮같은 이야기를 반복하는 경우
위 해당 항목이 있는지 체크해서 다섯 개가 넘으면 치매 초기 증상으로 보고 치료하여 진행을 늦추도록 해야 한다.
건강할 때 건강을 지켜야 하듯이 치매는 건강할 때 반드시 예방하여야 한다.

다시 한번 강조하자면
①건강한 식습관으로 과일, 채소, 생선, 견과류를 섭취한다.
②늘 움직이면 운동이 되므로 일주일에 격하지 않게 150분, 고강도 운동은 75분 정도 하는 것이 좋다.
③늘 독서 하여 글을 읽고 일기를 쓰거나 메모하는 습관을 갖는다.
④친구나 동호회를 가져 만남을 통해 정신적 만족감을 느낀다.
⑤충분한 수면을 갖고 스트레스, 흡연, 음주는 피한다.

10. 고독사란

고독사란?
사람이 주위에 아무도 없는 상태에서 혼자 죽는 것을 말한다.
가족, 친척 등 주변 사람들과 단절한 채 혼자 살다가 자살, 병사로 혼자 임종을 맞고 시신이 일정한 시간이 흐른 뒤에 발견되는 죽음이다.
고독사는 주로 남성이 85%, 여성이 15%이며 2020년부터 년간 3,300명에 이르러 매년 증가하고 있다.

연령별로는 40~50대에서 65세 이상 독신자, 미혼자, 비혼자 증가와 성격 문제로 인한 대인관계 결핍, 경제적 궁핍으로 인해 신분과 관계없이 혼자 사는 인구가 점점 증가하여 고독사로 이어지는 경우가 많다.
외롭고 고독하게 지내다가 마지막 가는 길까지 고독사한다는 것은 큰 불행이다.

혼자 사는 인구가 많아지는 이유는 1980년 이후 이혼이 급증한 이유도 있지만 70년대 인구가 급증하면서 '둘만 낳아 잘 기르자.'라는 정책으로 외동이 많아졌고 개인주의적 가치관이 확립하면서 2,000년대 이르자 인구가 감소하게 되었다. 경제적으로 힘들어지고 여성이 사회적으로 성장하면서 결혼하는 인구가 감소하여 출산하지 않아 인구가 점점 감소하여 사회적으로 큰 문제가 되고 있다.

경제적으로 여유 있는 사람은 혼자 살아도 실버타운이나 요양병원에라도 갈 수 있어서 고독사하는 경우가 드물고 재산을 노리는 먼 친척이라도 왕래해 외롭게 혼자 죽는 일은 없다.
고독사는 별난 사람이 하는 게 아니라 누구에게도 찾아올 수 있다.

무연고로 무관심 속에 살다 죽으면 백골만 남아 발견되는 경우도 있어 만약 이런 경우 경찰에 신고부터 해야 한다.
겨울이면 그나마 다행이지만 여름 장마철에 발견된 시신이라면 그 부패정도가 매우 심각하다.
고독사한 시체는 검시관이 항문부터 막아 내장이 흘러나오지 않게 하며 경찰과 청소하는 사람이 뒷처리 하는데 적잖은 트라우마로 남는다고 한다.
고독사는 주로 빈민층에서 많이 발생하는데 쪽방촌, 달동네, 고시촌, 여인숙에서 발생한다. 앞으로도 고령자와 장애인뿐 아니라 실직자처럼 무일푼이 경우 점점 고독사가 늘어날 것으로 본다. 그러니 노후를 위해서 경제적 여유가 필요하며 나라에서는 복지제도가 우선적으로 필요한 시점이다.

경제적으로 여유가 있다면 독신으로 지내는 생활이 불편할 것이 없다.
평생 요리해본 적이 없는 사람이라도 식사는 편의점이나 마트에서 밀키트와 같은 반조리 식품으로 얼마든지 해먹을 수 있고 배달 앱으로 원하는 음식을 얼마든지 시켜 먹을 수 있다.
간편식 판매량도 올 한해 500만 개 이상 늘었으며 덮밥류, 반찬류, 면류 등 총 24종의 상품이 불티나게 팔리고 있다.

저녁부터 자정까지 가장 많이 판매되며 가정식을 먹고자 하는 나홀로족의 특성이 잘 녹아난다.
최근에는 주류도 500ml, 350ml에서 125ml 미니 캔 맥주까지 나왔다.
1인 가구의 월평균 123만 원으로 최소한의 생활을 할 수 있다.

여럿이 모여 살던 대가족의 형태가 점점 핵가족으로 바꿔 아파트보다는 원룸 형태의 오피스텔이 늘어나고 있다. 나 혼자 사는 1인 가구로 시장의 흐름이 변하면서 혼 술, 혼 밥이 늘어나고 가전제품 및 가구도 1인용과 소형으로 변하고 있다.
그리하여 일과 경제를 뜻하는 '일코노미'란 신조어가 생겨났다.

통계청에 따르면 우리나라 1인 가구 수가 연령별로
20대 95만 호, 30대 95만 호, 40대 85만 호, 50대 88만 호,

60대 158만 호로 나이가 들수록 점점 늘어나고 있다.

우리의 기대수명은 84세까지로 남자는 5명 중 3명이 여자는 3명 중 1명이 암에 걸릴 확률이다.
암이 많이 발생하는 순위는
1위가 갑상선 암, 폐암, 위암, 대장암, 유방암, 전립선암, 간암, 신장암, 골수암 백혈병, 자궁암 순위다.
남성은 폐암, 위암, 간암, 전립선암을 조심해야 하고, 여성은 갑상선암, 유방암, 대장암, 위암, 자궁암을 조심해야 한다.

암을 조기에 발견하기 위해서는 꼭 건강검진을 정기적으로 받는 것이 최선의 방법이다. 그리고 잘 먹은 사람은 탈모가 되지 않아 머리숱이 풍성하고 피부 결도 좋아지며 면역력이 증진하여 성인병과 희귀질환 등 질병에 걸리지 않는다.

기대수명이 84세라면 전 국민의 평균수명이고 건강수명은 나이에 비해 얼마든지 젊을 수 있다.
70~80대에도 불편함이 없다면 영양 상태가 좋았기 때문이다. 75세까지는 지적 기능, 체력, 내장 기능이 중년과 큰 차이가 없지만 80~90대가 되면 급격히 쇠하여 예전과 같을 수 없다. 근력과 내장기관은 개인이 관리를 어떻게 하였느냐에 따라 달라질 수 있지만 뇌는 회춘하지 않고는 노화가 계속 진행된다.

동양인 중에도 일본과 한국인은 85세가 넘으면 치매, 알츠하이머가 많아진다. 하지만 70대 초반까지는 10%로 안 되던 뇌 질환이 70이 넘으면서 급격히 나빠지는데 긍정적인 사람과 뇌를 많이 쓰는 사람은 여전히 건강을 유지하지만 그렇지 않고 '나는 이제 틀렸어'하는 사람은 급격히 퇴화하여 뇌에 이상이 오기 시작한다.

누구나 80이 넘으면 의욕이 없어지고 흥미를 잃기 마련인데 사람도 만나기 귀찮다고 외출조차 하지 않으면 제일 먼저 뇌 건강부터 약해진다.
하지만 80세 이후에도 활동한다면 뇌의 노후를 최대한 늦출 수 있다.
젊을 때 출근하고 규칙적으로 생활한 것처럼 눈 감는 순간까지 패턴을 유지해야 한다. 이렇게 현역으로 지내다 보면 수정처럼 맑은 머리와 새털처럼 가벼운 몸을 유지할 수 있다.

움직여야 햇볕도 쐬게 되고 숙면을 하게 되어 의욕도 넘치게 된다.
먹고 싶은 게 있으면 돈을 아낀다고 참지 말고 먹어야 한다. 먹고 싶은 것은 체내에서 원하는 물질로 보약과도 같으며 먹을 때 생기는 행복감은 많은 에너지를 얻게 한다.
영양이 부족하여 생기는 사고와 의욕상실은 본인을 최대한 빨리 늙게 한다는 것을 꼭 명심해야 한다.

매일 단조로운 생활로 하루하루를 지루하게 보내지 말고 새로운 것에 도전하면 삶이 즐겁고 풍요로워진다.

인생은 자신이 하기에 따라 달라지므로 60전에 사망하거나 120까지 장수하는 것이다. 이것은 모두 생활습관에서 나오는 것이며 마음가짐에 따라 달라지는 것이다.
인간답게 살려면 반드시 바뀌어야 한다.
80이 되어도 자신 스스로 걸을 수 있고 도움없이 씻거나 먹을 수 있고, 숙면하고, 배변이 원활하고, 인지능력이 있다면 여생은 120세까지도 가능한 사람이다.

진짜 나이는 달력을 넘길 때가 달라지는 것이 아니라 신체나이가 본인의 나이이다.
그래서 젊으면 건강하고 건강하면 오래 살 수 있을 것이다.
달력나이가 80이라도 60대의 신체나이이면 그만큼 20년을 더 살 수 있다는 말이다.
신체나이를 젊게 하는 방법인 균형 잡힌 식사와 꾸준한 운동을 꼭 실천해야 한다. 누구나 알면서도 가장 기본적인 일조차 하지 않고 오래 살기만을 바라는 것은 어리석은 일임을 알아야 한다.

사람은 움직이는 동물이다. 그런데도 좀처럼 움직이지 않고 차를 타고 다니고 하루 종일 앉아서만 지내고 있다. 움직임이 적을수록 인체는 빨리 노화하여 여러 가지 질환에 걸리게 된다. 거기다가 엎친 데 겹친 격으로 서구화 된 식단과 가공식품은 몸을 더욱 빠르게 망가트리고 있다.

그러나 달력나이는 시간이 흐름에 따라 늘어나는 것을 막을 수 없지만, 신체나이는 노화 속도를 줄일 수 있어 다행이다.
규칙적인 운동, 균형 잡힌 식사, 충분한 휴식 이 세 가지는 120년간 쓸 몸만들기의 핵심이자 기둥이다.
운동은 수명을 연장시킬 뿐만 아니라 각종 질병을 예방하거나 치료할 수 있다.

운동이란 근육을 늘려 지방을 쓰게 만들며 심혈관 신경계, 내분비계에 부정적인 반응을 억제해 나를 보호한다.
무엇보다도 더 많은 활력과 더 많은 젊음을 느끼게 해주며 생산성을 높여준다.
규칙적인 운동은 10년을 더 젊어지게 하며 생각보다 훨씬 더 유익하여 재미있으며 돈이 들지 않게 하는 방법은 매우 다양하다.

노인이라면 콜라텍에 나가 파트너와 춤을 추는 것도 좋다.
과격하지도 않고 재미가 있어서 중도에 포기하지 않으며 외로움을 달래 우울증과 불안증도 해소된다.
아울러 뇌혈관과 뇌 신경을 자극해 노화로 인한 기능이 떨어지는 것을 막아주며 인지능력도 향상시켜 그 무서운 치매를 막아준다.
잘 먹고, 많이 움직이는 것으로는 춤이 좋으며 최상의 효과를 얻을 수 있다.
앞으로는 평균수명이 84세에서 100세 이상으로 늘어난다.
먹는 식사가 부실하고 운동이 귀찮아서 TV만 보고 지낸다면 노화는 급속도로 20년 가까이 빨라 진다.
①밤에 잠이 잘 안 온다.
②허벅지가 가늘어진다.
③얼굴 주름이 깊어진다.
④무엇이든 재미가 없고 의욕이 없다.
⑤허리둘레가 더 늘어났다.
⑥조금만 움직여도 숨이 차다.
⑦스마트폰 글씨를 점점 크게 해서 본다.
⑧고혈압, 당뇨, 심혈관질환이 있다.
⑨걸음을 자분자분 걷는다.
⑩허리가 굽고 어깨가 처진다.
몇 년 사이에 이렇다면 관리를 소홀했기 때문에 노화가 온 것이다.

이제라도 신체나이를 늘리기 위해 잘 먹고, 많이 움직이는 춤 운동을 해보길 권한다.
특히 허벅지가 가늘어지고 엉덩이 살이 빠져서 없고 뱃살만 거미 배처럼 됐다면 더욱 운동해야 한다.
2년에 한 번 건강검진 하고 2주 만에 나온 결과지를 보면 그 중 혈관 나이가 현재의 신체나이를 말해주는 것이다.
70대 혈관이 건강해야 그 이후의 건강도 문제없다는 것을 의미한다.

70이 되면 손등 피부 주름이 늘어나고 주름은 나이가 들어서 나타나는 현상이다.

하지만 나이가 든다고 모든 피부가 늙는 것은 아니다.
혈관이 깨끗해서 영양분이 잘 공급하면 탄력있는 피부를 유지하고 건강한 몸을 만들 수도 있다.
혈관 나이란 심장 혈관질환에 걸릴 위험도를 의미하는 수치다. 혈관 나이가 많으면 혈관질환에 걸릴 위험도가 높아져 동맥경화가 진행되고 심장질환에 걸릴 확률이 높아진다.

실제 나이는 60인데 혈관 나이가 80이라고 한다면 80세에 나타나는 질병의 위험도가 빨라진다는 것이다. 그러므로 혈관의 노화를 막으려면 우선 혈관에 탄력이 있어야 하며 주름이 생기지 않도록 혈관 속 독성 물질을 제거하여야 한다.

11. 장수비법

 인류 역사상 세계에서 최장수 한 사람은 중국의 이경원으로 그는 1677년부터 1933년까지 256년을 살았으며 불과 100년도 안 된 인물이다.

한의사였던 이경원은 100살 동안 한의학 분야에서 뛰어난 성과를 보여 정부에서 특별상을 수상 했고, 200세부터는 여전히 대학에서 학술 강연을 했다. 이 기간에 그는 일찍이 여러 서방 학자의 방문을 받아들였다.
이경원은 24명의 부인을 거느렸으므로 따라서 자식도 매우 많았다고 한다. 이경원이 세상을 떠나기 전까지 24명 부인 모두 본인보다 먼저 세상을 떠났다.

이경원에 대해서는 미국 타임스와 타임지에 보도된 것으로 보아 믿기지 않은 실제 인물이었음이 분명하다.
이경원은 생존에 아홉 명의 황제를 거친 만큼 긴 세월 동안 180명의 후손에게 4가지의 장수 비결을 가르쳤는데 다음과 같다.
①늘 마음을 편안하게 유지하고

②거북이처럼 느긋하며
③참새와 같이 날쎄게 움직이고
④개처럼 잠을 늘어지게 자라

섭생은 소식 즉, 적게 먹었으며 포도주로 반주를 했다.
이경원은 독서를 많이 하며 학자들의 가르침을 읽으며 좋은 생활습관을 옮기었다.
①생각을 적게 하여 신(神)을 기르고
②욕심을 적게 하여 정(精)을 기르며
③말을 적게 하여 기(氣)를 길러라
이 말은 생각을 복잡하게 하지 말고, 과유불급 하지 말고, 말을 너무 많이 하지 말라는 말이다.
또한 항상 너무 많이 먹지 말고, 몸을 움직이며, 근심 걱정 고민하는 것을 자제하라고 강조하였다.
이경원의 장수 비결을 보면 그는 한의사로
첫째 잘 먹는 것이 중요하다고 했는데 골고루 잦아 먹을 수 없으면 보약이나 건강보조식품으로 보충하였다고 한다.

장수하기 위해서는 누구나 아는 건강비결이지만 지키는 것이 중요하다.
①음식을 맛있게 잘 먹어야 한다.
②삼시 세끼를 챙겨 먹어야 한다.
③식욕이 왕성하다고 과식하지 말아야 한다.
④하루에 한 번씩은 배변해야 한다.
⑤변비가 없게 장운동을 해야 한다.

⑥숙면해야 하고 불면증이 없도록 해야 한다.
⑦낮잠은 잠깐만 자는 것이 좋다.
⑧관절이 나빠지지 않도록 가볍게 걷는 운동을 해야 한다.
⑨걸을 때는 목은 똑바로 세우고 경쾌하게 걷는다. 익숙해지면 속보로 심폐기능을 향상시킨다.
⑩스트레스를 받지 않고 웃는 습관을 지녀야 한다. 웃으면 복이 오고 한번 웃으면 한번 젊어진다.
⑪긍정의 힘은 무한하므로 긍정적인 친구와 어울린다.
⑫정기적인 성생활로 몸에 에너지를 발산하면 건강에 이롭지만 지나치면 해롭다.
⑬자신의 직업에 애정을 갖고 임하고, 하고 싶은 일을 찾아 도전하여 성취감을 맛본다.
⑭소질과 역량을 찾아내 발휘하고 개발하여야 한다.
⑮돈은 아낌없이 쓸 줄도 알아야 한다. 죽으면 가져갈 수 없으므로 자신을 위하여 투자하여 기쁨을 아는 것이 좋다.
⑯먹고 싶고, 하고 싶은 것이 있으면 과감히 한다.
⑰친구에게 밥 한번, 술 한번 먼저 사는 사람이 되어야 한다. 그래야 내가 죽은 뒤 '좋은 사람이었네'라고 찾아온다.

세계에서 장수국가를 꼽으면 단연 1위는 일본이다.
지금은 싱가포르나 모나코도 장수국가에 속하지만, 평균적으로 오랫동안 일본이 장수국이었다.
일본인이 가장 오래 사는 이유는 10대 슈퍼푸드를 섭취하는 데 있다.

슈퍼푸드란? 각종 영양소가 풍부하고 콜레스테롤이 적은 식품으로 면역력을 증가시키고 노화를 억제한다. 또한 인체에 쌓인 독소를 해독하고 활성산소를 제거하며 항산화 작용을 하는 식품이다.

10대 슈퍼푸드에는 녹차, 블루베리, 귀리, 토마토, 시금치, 브로콜리, 마늘, 연어, 레드와인, 견과류 등이 있다. 하지만 밥을 주식으로 하는 일본인들의 슈퍼푸드는 다음과 같다.

일본인의 건강을 지키는 식탁 위의 4대 천왕은 쌀, 콩, 멸치, 무이며 이어서 김, 메밀, 생선, 엽차, 식초를 추가해서 9대 천왕이라고도 한다.
9대 천왕 식품은 피를 맑게 하고 머리를 좋게 하는 효능이 들어있는 것들인데 이것이 일본이 장수국이 된 비결이다.

우리나라는 미역이 피를 맑게 하고 김치는 유산균의 보고이며 비타민의 창고인 나물을 먹는데 여기에다 10대 슈퍼푸드와 9대 천왕 식품들을 삼시 세끼 챙긴다면 더할 나위 없는 무병장수의 식단이 될 것이다.

하루하루 나이가 들수록 우리 몸에서는 핵산이 감소하면서 노화가 진행되는데 콩과 멸치는 노화를 막고 세포부터 젊어지게 하는 식품이므로 매일 챙겨 먹어야 한다.
핵산이 많이 든 음식을 먹는 것이 노화를 막고 젊게 사는 최고의 비결이다.

핵산 식품은 콩, 멸치, 표고버섯 새우, 정어리, 가다랑어, 장어, 가자미, 메밀가루, 연어 낙지, 대구 알, 삼치, 은어, 청어, 미꾸라지, 오징어, 날치, 굴, 꽁치, 전갱이 등이 핵산 함유량이 많다.

우리가 매일 김치 된장을 먹듯이 일본인은 식사 때마다 낫또를 먹는다. 낫또는 메주처럼 콩으로 띄우는 것인데 콩에 풍부한 영향은 물론 발효되는 데에서 다양한 영양소가 생성되어 우리 몸에 유익한 효능을 준다.
낫또의 효능은 심혈관 건강이 대표적이다.
낫또의 끈적거리는 부분에 사포닌 성분은 혈액순환 개선이 뛰어나며 혈전 용해 효소로 혈관에 쌓이는 혈전 분해 능력이 매우 강력하여 고혈압, 동맥경화, 심근경색, 뇌졸중 등 각종 심혈 관계 질환 예방에 도움이 된다.

항암작용, 골다공증 예방 장 건강, 항염효과 항산화 작용 등 건강에 다양한 효능이 있다.
낫또는 당에 흡수를 낮춰주고 췌장의 인슐린 분비를 도와주는 효능이 있어 혈당을 조절하여 당뇨병에도 아주 좋은 음식이다.
낫또는 노화 방지에도 탁월하며 노화 세포 억제와 뇌세포의 노화와 손상을 억제하여 알츠하이머병을 예방해주며 백내장을 예방해준다.

망간이 결핍되면 골다공증에 걸릴 확률이 높아지는데 망간이 들어있어 폐경기 여성 건강에도 좋다.
또한 다이어트에 도움이 되어 복부비만 및 다이어트에 좋은 음식이다. 지방의 흡수를 억제하고 배출하는 효능이 뛰어나며 풍부한 단백질과 비타민은 영양소를 풍부하게 한다.

장 건강에는 장내세균의 균형을 맞추어 새로운 박테리아의 성장을 억제하는 데 도움을 준다.
변비와 설사 예방에 효과를 보며 신체 전반에 면역력을 향상시키는데 탁월하다.
이러한 효능 때문에 일본인에게 최고의 장수식품으로 손꼽히며 일본이 세계 1위 장수국이 되는데 효자 식품으로 기여하고 있다.

장수라는 말은 많은 사람에게 강력한 불꽃을 일으키는 단어이다. 그만큼 오래 살고자 하는 의욕이 강한데 생로병사에서 중요한 부분을 차지하는 것이 음식이다.
음식은 먹는 대로 몸으로 간다.
음식을 잘 먹게 되면 피부가 뽀얗게 물이 오르고 신체 각 기관에 영양을 줘 수명과도 직결된다.
반대로 식욕을 잃어 못 먹으면 몸이 마르고 피부가 거칠어지며 질병이 찾아와 단명하게 된다.

장수마을인 일본 오키나와의 사람들은 수명과 연관성이 있다고 생각하여 식습관을 중요하게 여겼다.
인구 30만 명 정도로 일본 최남단에 한 오키나와는 100세 이상의 노인 인구가 많은 지역이다.
100세 인구 중 다른 지역에 비하여 심장병은 5분의 1에 불과하였고 평균 연령도 십 년이나 더 길었다.
오키니와 주민들이 이렇게 건강하게 오래 사는 비밀은 도대체 무엇일까! 궁금하여 109세 된 할머니께 여쭤보았다.

할머니는 나이답지 않게 생기가 있었는데 텃밭에서 직접 기른 채소와 평생 바닷가에서 살면서 신선한 생선으로 음식을 만들어 먹고 친구들과 담소를 나누며 마음껏 웃는다고 하신다. 그녀의 장수 비결은 109세에도 수시로 움직이고 채식 위주의 식단으로 혈액을 맑게 하고, 오키나와섬 청정지역의 맑은 공기에서 사는 것이다.

그 이외에는 할머니의 욕심 없는 간소한 삶, 주변 사람들을 행복하게 하고, 할 일을 걱정하거나 과거에 못 한 것을 안타까워하지 않는 것이었다.
할머니의 마음 자세는 평생 사랑하는 가족을 위하여 정성껏 음식을 만들고 사랑하는 남편이 밖에서 일을 마치고 오길 기다리고 또 내가 누군가에게 상처를 주지 않는지를 저녁이면 되돌아보며 반성한다고 하신다.

할머니는 목조가옥에 볏짚으로 만든 다다미방에서 이부자리를 피고 숙면을 한다. 수많은 사람은 나이 드는 것을 두려워하지만 활기 넘치는 이 할머니를 보면 나이가 드는 것을 거부하지 않아 보인다.

그녀는 증손자들을 돌보면서 같은 마을에서 자라온 소꿉장난 친구 3명과 보낸다.
밤 9시 전에 쑥즙을 마시고 오전 6시에 일어나 하루 9시간을 자고 열심히 일하며 하루를 보내는 것이 장수 비결이라고 하였다.

흔히 장수는 DNA 유전자가 있다고 말한다.
그 유전이란 다름 아닌 부모로부터 건강한 체질을 물려받은 것이지만, 무엇보다도 너그러운 성품도 중요하다.
아버지랑 어머니 둘 중에 너그러움을 가진 부모의 성품을 물려받았으면 다행이고 부모 모두가 좋지 않은 성품의 자녀라면 장수에 걸림돌이 된다.

오키나와의 할머니도 아버지 성품을 닮아 장수하는 것이라고 하였으며 동생은 어머니 성품을 닮아 일찍 사망하였다고 한다. 또 부모가 장수 하였다고 하여 후손이 성인병이나 암에 걸리지 않는 것은 아니다. 성품 이외에 생활습관에 달려 있기 때문이다.

쌍둥이들을 대상으로 한 연구조사에 따르면 유전자가 수명에 미치는 것은 25%에 불과하다. 결국은 태어나 자라면서 어떻게 생활하느냐가 수명을 좌우한다.
장수의 5대 규칙만 지켜도 수명을 연장할 수 있다.

① 9시간의 충분한 수면 (낮잠 1시간 포함)

② 균형 잡힌 식사
③ 느긋하고 여유로운 성품
④ 일을 통해 항상 움직이는 습관
⑤ 정기적인 건강 검진

12. 포기하지 말자.

　인간은 생각하는 동물이다. 자기 자신의 남아있는 기대수명이 얼마나 남아있는지를 생각해 봐야 한다.
10년, 20년, 30년 그 이상이 될 것이다.라는 확신을 두고 아까운 시간을 무의미하게 흘려보내서는 안 된다.

자꾸만 주저앉으려고 하고, 움츠러들고 하는 이들은 '희망'과 '긍정'을 통해 용기를 얻어 인생에서 성공을 찾도록 해야 한다.
사업, 직장, 인간관계, 목표 설정, 행복, 자녀교육 등 삶을 구성하는 다양한 부분에서 우리가 쉽게 접할 수 있는 일을 통해 그것을 '긍정'으로 바라보았을 때 어떠한 큰 행복과 기쁨, 만족을 발견할 수 있다.
누구나 언제든 겪을 수 있는 '긍정'의 변화를 통해 삶의 성공은 결국 '긍정'과 '희망'이라는 진실을 생각해 볼 필요가 있다.

그중에 가장 많이 터득한 것이 긍정적인 마음과 부정적인 사람의 인생이 어떻게 달라지고 있느냐는 점이다.

긍정적인 사람은 무엇이든지 배우려고 도전하고 부정적인 사람은 무엇이든지 부정적이기 때문에 배우지 않으려는 사람이다. 그러니 삶의 질도 인생에 질도 달라지는 것이다.

긍정적인 사람은 70~80 대에도 소일거리, 일, 취미 생활, 여행을 계획하고 바쁘게 살지만, 부정적인 사람은 60~70대부터 왜 일해야 하는지 모르고, 취미가 왜 필요한지, 여행은 무슨 여행이냐고 반문을 한다.
60대까지만 일하고 나머지는 아무것도 하지 말고 놀고먹고 편히 쉬면서 시간 가는 대로 흘려보내자는 생각이다. 인생에 낙이 없는 자는 무위도식 하는 것만이 최고로 잘사는 방법인 것으로 착각한다.

세상을 잘 사는 사람은 건강과 행복, 기쁨과 보람이 넘치는 목표를 가진 사람이다.
장수하고 행복하고 즐겁기 위해서 몸과 마음을 훨씬 더 적극적으로 관리하고 유지해야 한다.
2050년이 되면 세계노인 인구는 65세 이상이 20억 명으로 늘어날 것이다.
한국은 열 명 중 네 명이 노인이 되어 초고령화 세상이 온다. 그때에도 부정적인 노인이 그대로 늘어난다면 복지국가인 경제적 부담은 천문학적 숫자가 될 것이다. 이렇게 되면 80~90세에도 황혼이혼이 생겨난다.

세계에서 이혼율 1위, 자살률 1위, 출산저하율 1위, 노인 빈

곤율 1위, 불명예스러운 1위가 너무 많다.
그런데 평균수명 80세 이후 앞으로 어떻게 살 것인가? 목표나 계획을 세운 사람은 거의 없다.
120세대가 된다면 40년간 활동을 전혀 하지 않는 시대가 올 것이다.
무활동으로 무기력해지고 비생산적이며 누구에겐가 늘 기대어 살게 되는 의존적 삶을 살게 된다.
무활동 하는 노인들은 대부분이 하루에 세 번씩 약 먹기에 바쁘다. 달력을 보면 3개월에 한 번 아니면 한 달에 한 번씩 병원 진료나 치료 가는 날을 동그라미로 표시해 놓는다. 그리고는 하루종일 TV 리모콘만 쥐고 지낸다.
그러다가 TV에 볼거리가 없으면 드러누워 낮잠을 실컷 자고 나니 밤에는 잠이 안 와 뒤척이다가 새벽녘에 잠이 들어 아침 늦게 일어나게 된다.

생활습관이 무질서해질수록 성인병은 더욱 악화한다.
긍정적인 경우만이 오만 경험과 넓은 시야를 통해 가치 있는 지혜를 나누는 보람된 삶을 살 수 있다.
사회와 단절되지 않아 경제적인 해결도 스스로 한다.
사람이 나이가 들어 늙으면 성질도 함께 누그러져 노년의 지혜와 너그러움이 함께 어우러지기 마련이다.
성숙하고 지혜로운 것도 생각이 발휘해야 창조된다.
미술가, 음악가, 소설가, 예술가 중에는 80이 넘어서야 빛을 발하여 세계적으로 명성이 알려진 거장이 나왔다.
예술작품은 오랜 실력이 쌓이고 쌓여서 녹아낸 창의적인 작품이어야만 걸작으로 나온다.
그런 거장들을 보면 정신이 수정알처럼 맑다. 머리도 쓰면 쓸수록 발전하기 때문이다.
부정적이고 무활동인 사람일수록 치매 환자나 우울증 환자가 많은 것과는 반대로 긍정적인 사람은 창조적인 삶을 살아간다.

인간의 육체는 초년기, 중년기, 노년기로 나누어지며 정신과 마음도 성장하면서 성숙해진다. 그래서 어린이 하나를 키우려면 온 동네 사람이 필요하고 노인이 죽으면 도서관 하나가 불타는 것과도 같다고 하였다. 그만큼 노인에게는 젊은 사람이 생각하지도 못할 만큼 매우 많은 지혜와 경험이 무궁무진하게 쌓여 있다.
사람을 보면 그 사람의 마음을 읽을 수 있는 지혜가 있어 '지는 것이 곧 이기는 것'이라는 것을 터득하여 다투지 않으려 하고, '아 하면 어' 하는 넓은 시야를 가져 장군 같은 계급장이나 마찬가지다.

70대 초인 김 장로님이라는 분이 계셨다.
장로님이 동백 요양병원에 입원하셨다고 해서 불편한 데가 어디신데 요양병원에 계신가 하니, 당뇨가 심해서 요양병원에 들어왔다는 것이다.
그동안 식사할 때에 맵고 짠 매운탕을 좋아하고 믹스커피에 반주로 소주까지 했어도 건강한 줄로만 알았다고 하셨다.
당뇨로 요양원에 입원하셨으니 음식 관리를 잘하셔서 당 수치가 올라가지 않도록 주의하시라고 인사를 드렸다.
장애 등급 판정받느라 시간이 걸린다고 하면서 나라에서 장애인 혜택을 받는 등급을 받아 퇴원하겠다고 말하니 옆에 있던 요양보호사가 "당뇨와 치매가 심하세요. 그래서 요양원에 입원하신 거예요." 하고 말해주었다.
그제야 그분이 치매가 있다는 것을 처음 알았다.
치매 환자들은 자신이 치매라고 인정하는 사람은 한 사람도 없다.

김 장로님은 아내분도 없고 딸은 40대 노처녀인데 뇌혈관질환으로 아버지보다 먼저 요양원에 입원하였다니 부전자전으로 불행한 노후생활을 하는 중이다.
이런 사람들은 자신의 건강문제가 잘못된 습관으로부터 생겼다고 생각지 않고 재수가 없어 성인병에 걸렸다고만 생각한다. 이쯤 되면 인생의 완숙기가 아닌 인생의 퇴화기가 아닐까 싶다.
김 장로와 같이 노년에 인생을 흐지부지 보내고 있지는 않은지! 자신도 모르게 죽음에 이르게 되는 것은 아닌지! 인생을 올바르게 살다 한세상 깨끗하게 떠나는 길이 무엇인지를 성찰해 보아야 한다.

인생을 축구에 비교해 보자면 60까지가 전반전이고 120세까지가 후반전인 셈이다. 전반전에 승리하였어도 후반전에 실패하고 전반전에 패배하였어도 후반전에 승리할 수 있다.
우린 인생을 전반전이나 후반전이나 잘 먹고, 잘 살아가기 위하여 열심히 뛰고 있다. 그러나 운명이라는 적은 항상 위협해오며 공격해 오고 있다. 그 운명의 적은 불의의 사고, 질병과 병마, 인생 실패, 경제적인 곤경, 복잡한 사회생활에서의 법정 싸움 등 이모저모 수도 없이 많다.
이 모든 것을 슬기롭게 넘길 수 있는 길은 오로지 지혜뿐이다.

지혜란? 사물의 이치를 빨리 깨닫고 사물을 정확하게 처리하는 정신적 능력이다. 지식과 지혜는 무관한 것이 아니라 인간적 사상에 대하여 정확한 지식이 없이는 참다운 지혜가 있을 수 없다.
지혜란 사람, 사물, 사건이나 상황을 깊게 이해하고 깨달아서 자신의 행동과 인식 판단을 이에 맞출 수 있다는 것을 뜻한다. 때로는 자신의 감정적인 반응을 통제하여 이성과 지식이 행동을 결정할 수 있게 하는 것이기도 하다. 그러므로 여자의 이름도 1988년에는 "지혜"라는 이름이 가장 많아 순위가 1위였다.
서양권에서는 "소피아"로 통하며 기독교 집안에서는 "지혜" 대신 "은혜"로 딸의 이름을 작명한다.
한국 댄서로 "노지혜"가 있으며 배우로는 "서지혜", "윤지혜"가 있다. 가수로는 "오지혜"가 있고 강원도에는 양구군 손질면 지혜리도 있다. 이름이 좋으면 운명도 좋아진다.

인생도 전쟁터와 같다. 이기면 나의 존재 가치가 크게 느껴지고 지면 나의 존재는 순식간에 초라해진다.

이기기 위해서는 첫째가 건강이다.
건강이 토대가 되어 전문 분야를 공부하면 그 분야의 최고 인재가 되는 것이다. 자신을 디자인하듯이 체계를 세워 한 발짝 한 발짝씩 전진해 나가는 사람에게는 반드시 목표에 도달하며 꿈을 이루게 된다.
옛말에 초년고생은 사서도 하고 인생은 초년보다 말년에 잘 사는 자가 인생을 잘 산 사람이라고 하였다.
인생의 말년은 65세 이후였지만 지금은 80세 이후가 된다. 80대에서 가장 많이 사망하기 때문이다.
말년을 잘 사는 사람은 불편한 데가 없어 병원에도 안 가고 약도 안 먹으며 육체와 정신이 맑은 사람들이다.
60대부터는 성인병이 오기 시작한 사람들은 20~30년을 병원을 찾아다니며 허송세월하는 것이다. 개인 자신이나 국가에 큰 문제이며 경제적 낭비가 아닐 수 없다.

인생 전반전에는 성공하려고 목표를 세웠지만, 인생 후반전에는 노년을 어떻게 살 것인지 명확하게 목표를 세우지 않는다. 인생의 길을 전반전까지만 알았고 나머지 후반전에는 길이 없는 허허벌판이기 때문에 사람들이 몰라서 목표를 정하지 못한다. 그중에서도 긍정적인 몇 사람만이 후반전 인생의 목표를 만들어 가고 있다.

인생의 후반전은 자기 자신을 완성하는 시기가 되어야 한다. 인생의 완성은 이 세상 끝에서 있을 때 자신의 지나온 삶을 되돌아보며 삶에 더이상 후회가 없어야 한다. 나는 충분히 뜻있는 삶을 살았고 나 자신이 당당하고 만족하다고 느껴져야 한다.

지인이나 주변 사람들로부터 이 세상 안 해본 게 없이 다 해봤으니 이제 죽어도 여한이 없겠다는 소리를 들은 적이 간혹 있다면 행복한 사람일 것이다. 평화롭게 눈을 감을 때도 자신의 살아온 길이 완전하였는지 아닌지는 그 자신만이 알 수 있다.
오직 자신의 가슴속에서 느껴지는 만족감과 충만감은 인생의 성숙기에서 결정된다.

필자의 친구 아버지는 아들을 보려고 다섯 아내를 얻었었다. 그 결과 아내 다섯 중에서 다섯 번째 아내에게서 외아들을 보았다. 그렇게도 간절히 기대하였던 3대 독자를 보고는 얼마 안 돼서 운수사업이 부도가 나 일순간에 무너졌다.
재기하려고 몸부림쳤으나 뜻을 이루지 못하였고, 다섯 아내를 거느리기에 경제적 어려움이 날로 심해지자 성인병까지 찾아왔다.

인생은 새옹지마라 하였던가. 아들을 얻어 좋아했는데 사업체는 망하고 당뇨병까지 생기면서 앞까지 안 보여 실명까지 하였다. 급기야 세상의 마지막 순간까지 왔는데도 헛소리로 돈, 돈, 돈 하며 허공에 손을 내저으며 소리쳤다.
끝까지 돈 욕심을 내려놓지 못하고 돈이 하늘에서 떨어지는 환상에 돈을 잡으려는 몸부림은 전반전과 후반전 인생이 완연히 다른 세상이었다.

귀한 아들은 이름을 천하게 지어야 명이 길다 해서 춘삼이라 지었다.
그분은 큰어머니까지 다섯 어머니 손에 금이야 옥이야 하며 커서 마마보이로 세상 물정에 어두웠다.
나이가 많아 다섯 어머니는 모두 돌아가셨고, 배다른 여동생 하나만이 있었다. 춘삼의 여동생은 영숙이었고, 영숙이가 오빠의 생계를 책임져 주고 있어 근근이 살아가는 형편이다.
친구따라 강남 간다고 필자는 춘삼이 친구 때문에 온양온천에서 서울로 상경하여 서라벌예대 문예창작과에 함께 다니게 되었다.

지금 세상은 아닐지 몰라도 예전에는 어린 시절 잘살아온 집에서 성장하면 무능하고 가난한 집에서 성장한 자식은 성공한다는 말이 있었다.
그래서 개성상인들은 자식이 크면 반드시 남의 집에 가서 고용살이 3년을 시켰다. 사람은 시련과 아픔을 겪은 만큼 성숙해지는 것이 이치이기 때문이다.

죽음을 앞둔 사람들이 마지막으로 후회하는 공통점은 다음과 같다.
①남의 눈치 때문에 하고 싶은 것을 못 하고 산 것
②일만 하느라 자신에게 투자 한 번 못하고 돈만 모은 것
③사랑한다는 말 한 번 못하며 감정을 표현하지 못한 것

④친구의 소중함을 깨닫지 못하고 소홀히 여긴 것
⑤행복해지는 게 무엇인지 모르고 앞만 보고 살아온 것

인간이라면 어느 누구나 마찬가지 생각일 것이다.
인생은 한 번뿐이고 연습도 없고 되돌릴 수도 없다. 마지막 운명에서 하소연한들 무엇 하며 한탄한들 무슨 소용이겠는가. 이러기 전에 이 책을 보고 계신 독자분들께서는 하고 싶은 것을 하고, 먹고 싶은 것은 먹고, 입고 싶은 옷은 사 입는 것이 완성하는 인생이 되는 것이다.
자신의 몸을 위해 투자할 줄 알아야 가장 똑똑한 사람이다.

도저히 상상도 할 수 없는 꿈 앞에서는 상상 그 이상의 각오를 하면 된다.
흔들리고 부서질 것 같을 때 오히려 더 단단히 버티고 서면 된다. 자신이 한계에 부딪혀 도저히 못 하겠다고 하면 어떻게서든 끌고 나가야 한다.
이 모든 과정이 고통스럽고 포기하고 싶다가도 한 번 경험하면 단련이 되어 다음은 저절로 쉬워진다.

인생을 사는데 쉽게 포기하면 잘 산 삶이라 할 수 없다.
하루하루 시간이 아까운데 어떻게 포기하려고 하는가. 인생은 실패할 때 끝나는 것이 아니라 포기할 때 끝나는 것이다.

13. 인체의 한계

　우리나라 100세 이상 인구는 약 2,700명이며 일본은 5만 명이나 된다.
누구나 다 120세를 장수하는 것이 아니고 자기 성장을 꾸준히 해온 사람만이 가능하다.
본 필자도 자기 성장을 하기 위해 좋은 생활습관이 몸에 배다 보니 건강검진을 할 때마다 담당 주치의로부터 칭찬을 받는다.
칭찬을 받기 위해서라기보다는 자신의 건강과 면역력을 위해 늘 골고루 잘 먹었디니 그깃이 씷이고 싸여서 피부노 하얗게 윤이 나고 빛이 난다.

만약 아무렇게나 먹고 자신의 건강을 소홀했다면 부족해진 영양이 쌓이고 쌓여 감기, 대상포진, 코로나 등 늘 질병에 시달리게 된다.
또한 피부도 까칠하게 초췌해지고 머리숱도 듬성듬성 빠져서 볼품이 없어진다.
그러므로 건강검진 결과를 보면 결국 모든 장기는 나빠지고 점점 심해져서 치료를 받아야 한다는 권고를 듣게 된다.

그런데도 80세 노인 중에는 건강검진을 포기하는 노인들이 의외로 많이 볼 수 있다. 암에 걸리면 그냥 살다가 죽겠다는 것이다. 이렇게 되면 인생을 30~40년 앞당기는 꼴이 되고 만다.

독거노인의 최소한의 한 달 생활비는 180만 원이며 부부일 경우 매월 280만 원의 생활비가 든다는 통계가 있지만 최소한의 생활비가 없어 노인 빈곤율이 높은게 현실이다.
생활에 여유가 있어도 정신적으로 약해진 노인은 자신의 생명을 일찍 포기하는 경시 풍조가 있다. 또한 정보지나 SNS, 유튜브의 영향을 받아 암에 걸려도 수술하지 않고 그냥 버티라는 잘못된 정보를 믿는다.

인간의 귀중한 생명은 딱 한 번뿐이다.
한 번뿐인 인생 죽으면 영원히 다시는 못 돌아오며 모든 것이 끝나버린다.
신께서는 인간에게 120년이라는 수명을 선물해 주셨으므로 귀중한 선물을 헛되게 보내게 되면 나이 들어 후회하게 된다.
인간이 느낄 수 있는 감정을 끝까지 누리고 사는 삶이 가장 올바르게 잘 살아온 질 높은 삶이다.

인간이 느끼는 쾌락의 순위
①좋아하는 이성과의 사랑

②가고 싶은 곳을 여행
③남녀의 성관계
④나와 가족의 성공과 성취감
⑤충분한 숙면 후
⑥시험에 합격했을 때
⑦감동과 감격
⑧남을 험담할 때
⑨좋은 일로 눈물이 날 때
⑩영상을 보면서 웃는 카타르시스
⑪칭찬을 받았을 때
⑫극심한 갈증이 해소될 때
⑬팀워크 협동심을 발휘하는 순간
⑭간지러운 부분을 긁을 때
⑮시원한 쾌변
⑯운동이나 노동 시
⑰고요한 명상
⑱남녀의 첫 키스
⑲흡연이나 마약 도박을 할 때
⑳적당히 취기를 느낄 때

인간이 느끼는 고통 순위
①불에 타는 통증
②손가락 발가락 절단
③자연분만으로 출산
④생리통

⑤암에 의한 통증
⑥대상포진
⑦통풍
⑧결석
⑨타박상
⑩치통
⑪골절상
⑫관절염
⑬남성의 급소인 고환을 맞았을 때
⑭허리가 끊어질 듯한 요통
⑮신경통
⑯칼에 베었을 때
⑰삐었을 때
⑱중이염
⑲복통
⑳오십견

인간은 누구나 느끼는 통증과 쾌락이 있으며 나이와 성별을 불문하고 똑같이 느낀다. 하지만 개개인의 노력 여하에 따라 그 강도는 줄거나 느끼지 못하여 어떤 상태인지 가늠하기 어렵다.

나이가 들어서도 자신의 외모를 꾸미면 의외로 많은 변화가 일어나며 늙으면 잘생기거나 못생겼다는 것이 아무 의미가 없다는 말은 틀린 말이다.

나이가 들수록 외모에 신경 쓰지 않으면 자신감이 떨어지고 의욕이 없어지지만 젊어 보이도록 외모를 가꾸는 사람은 쌍둥이를 실험한 결과 더 오래 산다고 한다.
꾸미는 것은 수명에도 영향을 미치며 남을 존중한다는 의미이기도 하다.
예를 들어 모임에 나갔을 때 한껏 꾸미고 참석한 사람은 이 모임을 중요한 자리로 여긴다는 것이며 그 로인해 참석자로부터 좋은 인상을 남기게 된다.

외모 관리는 자신을 존중하는 시작점이다.
자신이 평소에 얼마나 건강하고 밝은 에너지를 지니고 있는지 보여주는 것이다.
꾸몄을 때 돌아오는 칭찬의 한마디는 나를 더욱 자신감 있게 만들어 주기도 하며 또한 부지런한 사람이라는 이미지를 부여하기도 한다.
늙을수록 여생을 더욱 외모에 신경 쓰고 관리해야 하는 이유는 귀티나게 곱게 익어가는 어르신으로 남기 때문이다.

외모를 가꾸며 작은 관리에 따라 존경과 천대로 달라지며 한 단계 나아가 냄새나지 않게 향수를 살짝 뿌린다면 누구도 함부로 대하지 않을 것이다.
노숙인처럼 초췌하게 지낸다면 무시와 천대를 감수해야 한다.
그러므로 인품도 자기 하기에 달려있다.

어느 날 특별히 외모를 꾸미고 외출을 하면 무의식적으로 사람들의 시선을 느끼게 된다.
귀티나게 곱게 늙는 것은 남들이 먼저 알아보게 되고 시선은 자신감으로 변한다.
화려함을 쫓지 말고 자신의 개성에 맞추어 자연스럽게 차려 입으면 된다. 지나치게 화려함은 오히려 거부감을 느낄 수 있다.

나이 들어 지나치게 반짝이는 옷이나 밝은 색상은 격에 맞지 않으므로 나잇값을 못한다는 이미지로 외면당하게 된다.
자세가 꼿꼿하고 머리가 맑으며 성격이 온화하며 건강한 사람은 저절로 피부도 깨끗하고 탈모도 없으며 깊은 향을 풍긴다.
사람들은 그런 사람에게 모여들고 좋아하기 마련이다.
그만큼 외모는 경쟁력이다.
보기 좋은 음식이 먹기도 좋듯이 보기 좋은 사람에게 주어지는 기회가 더 많다.
조선시대 선비 중에서도 신언서판(身言書判)이라고 제일 먼저 외모가 수려한 사람을 조정에 등용시켰다.
예부터 외모가 그만큼 중요하다는 것을 알 수 있는 대목이다.

피부는 나이의 명함과도 같다.
피부가 좋은 사람은 건강하다는 의미로 이성에게 호감을 산다.

여자에게 '어쩌면 피부가 저렇게 고와요'라고 하면 가장 좋은 칭찬이다.
피부가 고우려면 기름지지 않고 균형 잡힌 식단과 충분한 수면이 무엇보다 중요하다.
자외선 차단제도 바르고 주름과 미백에 좋은 기능성 제품들도 발라 부지런히 가꿔야 한다.
그러면 누구나 20년은 더 젊어 보일 수 있다.

엄마와 딸이 외출하면 모녀지간이 아닌 자매로 보인다면 성공한 케이스다.
피부가 깨끗하고 걸음걸이까지 꼿꼿하면 더욱 좋으며 스스로도 자신감이 넘치게 된다. 이렇게 부지런히 가꾼 사람이 장수한다.
몸은 생각이 지배하기 때문이다.

남은 여생을 보람있게 잘 살려면 나이가 들어감에 따라 노화로 인해 근력이 감소하지 않도록 신경써야 한다.
80이 되면 복부는 거미 배처럼 되어 불뚝 튀어나와 처지고 엉덩이와 허벅지, 다리인 하체는 근육이 감소하여 가늘어진다. 그래서 걸음걸이도 허둥대며 의자에 앉으면 엉덩이가 배기고 불편하여 자꾸 누우려고만 하는 것이다.
이런 습관이 쌓이다 보면 다리의 힘은 점점 없어지고 움직이는 것이 싫어서 두문불출하고 TV 리모컨만 못살게 한다.

여생을 무의미하게 지내서는 안 된다.

노인들은 여름 폭염과 겨울 한파에 외출을 자제하라고만 하는데 외출을 자제하기만 하면 점점 더 꺼리게 되므로 지나치게 위협적인 날이 아니면 항상 밖으로 나가 걸어야 한다.
그래야 우리 몸이 혈액순환이 잘 되고 햇빛에서 얻는 비타민 D는 골다공증을 방어하여 뼈를 건강하게 해주며 근력을 향상시킨다.

나이가 들면 육식이 자꾸 당기는데 고기는 근육을 키우는 주요 영양분인 단백질을 많이 함유하고 있다. 한 번에 많은 양을 먹지 말고 하루 계란 크기 정도의 양과 생선으로 보충하는 것이 근력에 많은 도움이 된다.

우리의 인체에서 가장 중요한 것은 마음이다.
마음이 젊으면 육체도 젊어지기 때문이다.
마음의 시계를 20년 전으로 돌리면 20년 전처럼 귀도 잘 들리고 눈도 잘 보이며 체중도 늘어나고 키도 더 커진다.
심리적으로 나는 늙었다고 생각하면 더 빨리늙고 늘 20년 전의 마음으로 살아가면 80세에도 60세처럼 살 수 있다.

그러므로 곱게 익어가려면 마음의 다짐을 해야 한다.
①누워있지 말고 꾸준히 움직여라.
②일병장수라는 말이 있으므로 병을 두려워하지 말라
③자기관리에 투자하라.
④지난 일은 무효라 생각하고 현재에 충실해라.
⑤돈이 재산이 아니므로 돈 때문에 사람을 잃지 말라.

⑥하루가 즐거우면 평생이 즐겁다는 마음을 가져라.
⑦마음에 안 들어도 웃으며 받아드릴 줄 아는 여유를 가져라.
⑧자식에게 잔소리로 자극하지 말라.
⑨젊은 사람들과 어울려라.
⑩말이 많으면 실수하는 법이고 주변으로부터 따돌림을 받는다.
⑪남의 장점을 파악하여 칭찬하는 습관을 지녀라.
⑫조급한 마음으로 일을 그르치지 말라.
⑬매일 정갈하게 단장해야 남에게 피해를 주지 않는다.
⑭지혜롭게 행동하지 않으면 노망으로 생각한다.
⑮술과 담배를 끊어라.
⑯좋은 책을 읽고 또 읽어라.
⑰대우받으려고 하지 마라.
⑱먼저 모범을 보여라.
⑲앉지 말고 서서 다니는 습관을 지녀라.
⑳주는 데 인색하게 굴지 말아라. 베푼 만큼 돌아온다.
㉑걱정은 단명하는 길이다.
㉒남의 잘못을 못 본 것처럼 하라.
㉓급할 때만 하느님 부처님하고 찾지 마라.
㉔세상을 비관적으로 보지 마라.
㉕누가 욕한다고 속상해하지 마라.
㉖고마웠던 일만 기억하라.
㉗즐거운 마음으로 잠자리에 들어라.
㉘지혜로운 사람과 어울려라.

㉙그날의 좋은 일만 기억하라.
㉚작은 것도 크게 기뻐하라.
㉛자신의 계획을 메모해 두어라.
㉜내가 가지고 떠날 것은 없으므로 집착을 버려라.

14. 세월 앞에 장사 없다.

　노년의 첫걸음인 60세가 되면 아직은 청춘이라 생각한다.
그러나 10년의 세월이 흘러 강산이 변하여 70세가 되면 장년으로 성숙해진다.
이때는 아직은 늙었다는 생각을 하지 않지만, 세월 앞에 장사 없듯이 80세에 접어들면 상황은 급격하게 변한다.
이제는 나도 늙었다는 생각에 한탄의 목소리가 저절로 새어 나오면서 낙담하게 된다.

첫째는 기력이 떨어져 무기력해지기 때문이다.
그러니 성격도 따라서 온순해지며 양같이 순해진다.
젊어서 사자 같던 야성미는 눈을 씻고 찾아볼 수가 없다.
심지어 노화로 20년은 더 늙어 보이는 사람은 시쳇말로 팥죽 내가 난다는 심한 말까지 듣는다.
근력이 바닥난 노인이라 화를 내려고 해도 성질이 불거지지 않는다.
인생은 이렇게 세월 앞에 무릎을 꿇게 돼버린다.

그러나 젊어서부터 철저하게 건강 관리를 해오고 생활 습관이 좋았던 사람은 20~30년 노화가 늦춰지므로 젊게 살아간다.
80대 노인이 50~60대처럼 뛰기도 하고, 활기차게 걷기도 하며 건강이 매우 좋다. 이렇게 건강 관리를 잘한 사람은 '나이야! 가라!, 내 나이가 어때서'라며 늘 당당하다.

당당한 사람은
질병이 없으니 활력 있게 늘 움직이며, 늘 읽고 검색하며 배운다.
70~80세가 넘어도 문밖으로 나가 친구도 만나고 새로운 사람들과도 늘 어울린다. 그러다 보니 걱정이 없어지고 걱정이 없으니 젊어진다.

노년의 3대 걱정은 돈 걱정, 건강 걱정, 가족 걱정인데 걱정 없이 마음이 편해야 행복하다.
근심 걱정을 잊으려면 느긋하게 그러려니 하고 살면 된다.
내 인생에 문제가 생겼다고 안타까워하거나 슬퍼하지 말아야 한다.
그릇이 큰 사람은 갑자기 큰일을 당했을 때 당황하지 않고 침착하게 대책을 세울 줄 아는 사람이다.

시간이 지나면 별것 아니었다고 생각되며 조급증을 내다보면 오히려 일을 그르치게 된다.
성급하여 성질부터 부르르 떠는 사람은 단명하는 원인이 되고 느긋하고 여유로운 사람이 장수하게 마련이다.

여러 사람 앞에서 잘난 체하지 말아야 한다.
모난 돌이 정을 맞는다고 따돌림을 당한다.
알아도 모르는 척 겸손하게 넘어갈 줄 알아야 한다.
살다 보면 만나는 사람마다 내 마음에 꼭 맞는 사람이 몇이나 될까? 편협하고 까칠한 사람이 건강도 잃고 인맥도 잃는 것이며 나라고 누구 마음에 꼭 맞는 사람일까를 생각해 봐야 한다.
사랑하여 백년해로를 약속한 배우자도 내 맘과 같지 않아 티격태격 부부싸움을 하고 자식 또한 내 맘 같지 않은 법이다.

'그러려니' 하고 한 번만 더 생각하면 모든 것이 해결된다.
김수환 추기경님의 별명은 바보이셨다.
내 귀에 들리는 말들이 뒷담화로 들릴 때도 있고, 내 말도 더러는 남의 귀를 거슬리게 할 때도 있다.
마음에 안 드는 말을 듣는다고 말끝마다 사사건건 말꼬리를 물고 늘어지면 이 세상에 내화를 나눌 사람은 몇이나 되겠는가!
지는 것이 곧 이기는 것이라는 말이 있듯이 그러려니 하고 넘어가면 마음이 편안해지고 너그러워진다.

세상은 항상 내 맘대로 풀리지 않으니 마땅치 않은 일이 있어도 누구나 다 그렇다고 생각하면 편하다.
다정했던 사람도 항상 다정하지 않고 헤어질 수도 있다.
형제자매나 지인 그리고 친구도 마음에 상처를 받아 의절하고 살을 맞대고 살던 부부도 파경을 맞는 일이 허다하다.

이 또한 그러려니 하지 않아 원수가 되고 적이 되는 것이다.

무엇인가 안 되는 일이 있어도 실망부터 하지 말아야 한다.
시간이 지나 되돌아보면 일이 잘 안 풀려도 반드시 풀릴 때가 있기 마련이다.
그러니 여유를 갖고 그러려니 하며 살아도 된다.
인생에는 때가 있어 준비된 자에게는 희망을 갖고 긍정적으로 기다리면 기회가 온다.

사람이 주는 상처에 너무 마음 쓰고 아파하지 말자.
세상은 아픔만 주는 것이 아니므로 집착하지 말고 그러려니 하고 살면 된다.
너그러운 사람, 따뜻한 사람, 온화한 사람, 마음이 편안한 사람
상대방에게 내가 이러한 사람으로 늙는다면 귀티나게 곱게 익어가는 것이다.

많은 사람 중에는 유독 귀티가 나는 사람이 있는데 그런 사람에게는 존경심이 생겨 절로 고개가 숙어진다.
현재의 모습은 과거의 내가 마음먹었던 것들과 행동하였던 것들이 쌓여서 우러나오는 것이다.
이런 사람은 얼굴이 잘생겨서가 아니라 묻어나는 품격이 다르게 보인다.
사람들은 이러한 사람을 가까이하려고 하는데 함부로 말을 내뱉지 않고 배울 점이 많아서이다.

귀티 나는 사람은 옷차림이 깔끔하고 단정하다.
인간은 시각적 동물이기 때문에 단정하고 깨끗하면 호감이 생긴다.
시간과 장소 상황에 맞는 깨끗한 옷차림에 신경 쓰는 것만으로도 자세와 행동이 바뀌고 사람들에게 풍기는 이미지가 바뀐다.
그러므로 옷차림은 귀티 나는 사람의 첫걸음이다.

이렇게 사람은 자기관리를 잘하는 사람이므로 건강하게 보이고 밝아 보인다.
나이가 들면 등과 엉덩이 허벅지, 종아리의 근육이 빠져 가늘어지는데 근육이 빠지면 기력이 떨어지고 면역력이 떨어져 암, 성인병, 치매와 같은 병이 찾아온다.
그러므로 나이가 들수록 운동을 꾸준히 해야 한다.

70대에 시작한 운동으로 근육이 쌓이면 90대까지 건강 수명이 늘어난다.
운동은 스트레스를 해소하고 피부가 밝아져 표정이 달라 보여 자존감을 높인다.
운동과 더불어 단백질 섭취도 중요하므로 우유, 달걀, 콩, 두부, 고기, 생선을 식사때마다 빠지지 않고 섭취하는 것이 좋다.
이렇게 섭취한 음식은 우리 몸의 장기 곳곳에 영향을 주어 에너지원이 되고 먹은 대로 몸을 된다.

15. 가화만사성(家和萬事成)

　아내가 행복해야 가정이 편안하고 남편의 인생도 행복하다. 그러므로 남편의 운명이 아내의 손에 달려있다는 것이 과언이 아니라 나이가 들어가면서 이러한 진리는 더욱 두드러진다.

남편은 아내의 행복이 자신의 전부라는 것을 행동으로 보여주어야 한다.
가난한 사람은 좋은 아내를 얻고 싶어 한다.
중국의 구양수처럼 능력 있는 남자라도 본인이 재력이 있고 지위가 높은 것은 아내의 덕으로 생각하고 아내에게 늘 칭찬해야 한다.

아내는 남편의 영원한 누님이다.
좋은 아내를 얻는 것은 제2의 어머니를 갖는 것과도 같다.
이 세상에 아내라는 말처럼 정겹고 마음 편한 단어가 또 있을까!
아내는 젊었을 때는 여인이고, 중년엔 반려자이며, 늙어서는 간호사이다.

아들은 자신의 아내를 맞을 때까지만 자식이다.
그러나 딸은 어머니에게 있어서 평생의 딸이다.
가난하고 천할 때 사귄 친구는 잊을 수 없고 조강지처도 평생 버리지 않는다. 옛 벗이나 아내는 평생 잊어서는 안 된다.

조강지처(糟糠之妻)란?
지게미와 쌀겨로 몹시 가난하게 끼니를 이어가며 고생을 같이해 온 아내라는 뜻으로 곤궁할 때부터 고생을 함께 겪은 본처를 말한다. 일부다처제인 나라에서도 첫째 아내는 버리지 않는다.

현모양처(賢母良妻)인 아내란?
어진 어머니이면서 착한 아내를 말한다.
옛날에는 초등학교도 못 나와 자신의 이름 석 자도 쓸 줄 모르셨지만, 남편에게는 순종하며 하늘같이 섬기었으며 자신의 입으로 들어가는 것까지도 자식의 입에 넣어주시며 사랑을 듬뿍 주시는 천사 같은 어머니들이 대부분이었다.
그러나 세상이 변하여 현모양처를 기대하기는 힘들어 악처이거나 반대로 남편이 공처가인 경우가 많다.
참고 견디며 살기보다는 이혼으로 인해 자식들이 설 수 있는 환경이 아니다 보니 계모의 아동학대로 인한 끔찍한 일들이 빈번히 일어나고 있다.

인성이 거칠면 짐승의 반도 못하게 되며 그래서 인생에서 가장 중요한 일은 평생의 반려자를 잘 만나야 한다.

배우자를 잘 만나야 하고, 부모를 잘 만나야 하고, 친구를 잘 만나야 하고, 정신적 지주로 삼는 멘토를 잘 만나야 하며 나라의 지도자를 잘 만나야 한다.

100년 120년을 살아가면서 내 주변에 착한 사람을 만나지 못하면 불행하게 세월만 길어질 뿐이다.
인생의 시계는 단 한 번 멈추지만 언제 어느 시간에 멈출지는 아무도 모른다.
천대받고, 학대받고, 멸시받으면서 인권이 짓밟힐 때 이 세상에 태어난 것을 원망하며 환멸을 느끼게 된다.

호화스러운 궁전 같은 집을 가지려 하지 말고 화목한 가정을 가져야 한다.
호화주택에서 살면서 화내고 다투고 불평불만인 것보다는 오두막집이라도 웃음꽃이 가득한 집이 더 좋은 법이다.
늘 기쁘게 사는 사람은 배려할 줄 알고 주는 기쁨을 아는 사람이다.
아낌없이 주면 주는 만큼 더 많이 받게 되며 내가 남에게 주는 것은 언젠가는 내게 배가 되어 다시 돌아온다.
그러나 내가 남에게 함부로 한 것은 바로 돌아오지 않더라도 반드시 보복성 대가로 돌아온다. 원래부터 악으로만 대하는 것은 어리석은 일이며 진심으로 자신을 낮추고 대하는 사람은 상대방의 마음을 산다.

삐뚤어진 마음을 바로잡을 줄 아는 사람은 지혜롭고 현명한 사람이다.
달을 좋아하는 사람은 그리움이 많고,
별을 좋아하는 사람은 꿈이 많고,
비를 좋아하는 사람은 추억이 많고,
눈을 좋아하는 사람은 순수하고,
꽃을 좋아하는 사람은 아름답다.
이 모든 것을 좋아하는 사람은 지금 사랑하고 있는 사람이다. 아무리 곤경에 빠져있어도 당황하지 말고 사방이 다 막혀있어도 위쪽은 언제나 뚫려있다.

인생에서 중요한 것은 실패하지 않는 것이 아니라 실패해도 좌절하지 않고 오뚝이처럼 7전 8기로 일어서는 것이다.
어떤 꿈을 가지고 있다면 꿈은 반드시 이루어지지만 준비된 자에게만 기회가 주어진다. 그러므로 늘 철저히 준비하여야 빨리 이루어진다.

이성을 사랑하는데도 규칙이 있고 꿈이 있어야 한다.
①용기가 있어야 사랑이 이루어진다.
②꿈이 있어야 이상형을 만날 수 있다.
③사랑하려면 돈이 있어야 한다.
④마음을 표현하기 위해 선물을 준비해야 한다.
⑤큰소리를 치거나 화를 내지 말아야 한다.
⑥따뜻하게 배려하고 너그럽게 이해해야 한다.
⑦신의를 지켜 믿음을 주어야 한다.
⑧외모를 흉하지 않게 가꾸어야 한다.

⑨무지하지 않게 늘 배워서 지성미를 갖추어야 한다.
⑩가정교육을 잘 받고 혈통이 좋은 유전자를 가졌어야 한다.
사랑은 강요할 수 없으나 영원할 수 있다.
법으로 정할 수는 없으나 소망할 수 있다.
재촉할 수는 없으나 자연히 흐르게 되며 기다릴 수 있다.

귀티가 나게 곱게 늙는다는 것은 재력이 있다고 되는 것이 아니다.
옷차림이 단정하고 깔끔해야 하며, 자세를 바르게 하고 당당하게 허리를 펴고 꼿꼿해야 좋은 인상을 준다.
상대방을 배려하며 말수는 줄이고 상대방의 말을 경청할 줄 알아야 한다.
차분하고 여유로운 마음가짐을 갖고 자신을 컨트롤 해야 한다.
긍정적인 마인드로 상대방을 대해야 매력적으로 느낀다.

귀티 나는 사람은 내면을 갖춘 사람으로 곱게 늙으며 인생은 귀티가 나야 일이 잘 풀리고 존경받을 수 있다.
외모와 피부 옷차림에서부터 귀티 나는 첫인상이 좌우된다.
귀티는 과거부터의 마음가짐과 지식, 지혜가 한데 어울려 누적된 결과물이다.
귀하게 보이는 모습이나 태도를 보고 귀티가 나는 것이며 나이가 들수록 귀티가 나야 홀대당하지 않는다.

살아온 경험이 쌓여서 마음이 되고, 그 마음이 얼굴로 나타나는 것이 인상이다. 이렇게 마음이 쌓이고 쌓이면 관상이 된다.
몸과 얼굴은 그동안 어떻게 살아왔느냐를 나타내는 가장 기본적인 척도이며 건강 역시 어떻게 살아왔는지 대변해 준다.

세월은 하염없이 흘러 노년이 되면 그동안 배우자, 자식, 형제, 친구로부터 미움을 사지 않았는지 되돌아보게 된다.
오랜 세월 동안 터득해 보니 노년은 그동안 다 못한 것을 하기 위해 돈을 쓰며 즐기는 시기다. 짠돌이 구두쇠란 돈을 쓰는데 몹시 인색하고 노랑이는 속이 좁아 마음과 돈의 씀씀이가 아주 인색한 사람을 말한다.
그러므로 노년은 돈을 아껴 저축하거나 부를 축적하거나 일을 벌이는 시기가 아니며 옛날 조선 시대처럼 자식에게 희생만 하며 자식 눈치만 보고 살지 말아야 하며 행복을 위해 즐거운 삶을 찾아야 할 때다.

자식의 경제문제는 자식들의 문제이다.
부모가 관여할 것이 아니라 지금까지 키우고 가르치고 결혼시키고 돌봐준 것만으로 부모의 역할은 다한 것이다.
자식에게 유산을 물려주기 위해 아등바등 아끼고 저축하며 자신에게는 돈 한 푼 쓰지 않는 것은 희생이 아니라 자식의 앞길을 망치는 일이다.

피땀 흘리지 않고 손에 쥔 재물은 주색잡기나 무위도식(無爲徒食)으로 인생을 퇴색하게 만든다.

인생의 험난을 시련을 이겨내 본 적이 없는 사람은 위기와 고난이 닥쳤을 때 극복하지 못하고 좌절하여 사람답게 살지 못한다.

이제 자식이 성인이 되었으니 제 앞가림은 스스로 하게 두고 지금부터는 자신의 건강에 최선을 다할 때이다.
나이가 들면 들수록 노화로 인해 몸은 점점 쇠약해지고 의욕도 없어져 삶의 질이 떨어지지만, 그럴수록 건강에 관해 최선을 다해야 자식에게도 짐이 되지 않는다.

평생의 반려자는 나의 아내이며 남편이며 가장 가까운 친구이자 울타리이다.
때로는 지팡이가 되어 손을 맞잡고 맛있는 맛집도 찾아다니면 이보다 즐거울 수가 없다.
노년에는 옷이나 장신구를 장만하지 않아도 되니 맛있는 음식을 먹고 여행도 자주 다니는 것이 좋다.
식도락여행으로 맛있는 집을 찾아다니고 안가 본 곳을 여행하면 사람 사는 것 같은 즐거움이 생긴다. '아! 이런 것이 노년의 행복이구나'라는 것을 느끼며 감탄하게 된다.

노년에는 사소한 일이나 어떠한 일에도 스트레스받지 말고 과거의 나쁜 기억은 빨리 잊고 좋았던 추억만 떠올리며 현재를 즐겨야 한다.
항상 나는 늙었다는 생각에서 벗어나 나이를 잊고 살며 현대의 시대 흐름에 따라 뒤처지지 말고 이메일, SNS, 카카오

톡, 문자, 동영상 등도 익숙해져 넓은 세상을 볼 줄 알아야 한다.

나이 많은 것을 자랑인 듯 말하지 말고 어린아이처럼 엄살 부리지도 말고, 옛날에 잘나가던 과거를 과시할 필요도 없으며 과거는 과거일 뿐 남에게는 무의미한 말이므로 현재의 나를 돌아봐야 한다.
젊은 세대에게 '어려서 무엇을 알겠냐'고 무시하지 말고 조언을 해주며 가르치려 하지 말고 존중해 줘야 한다.
나잇값을 못하면 꼰대, 노털이라고 망신당하는 일이 빈번하다.
젊은이는 자신이 평생 늙지 않고 노인이 된다는 것을 지금은 절대 모르고 시간이 지나고 깨달음이 있어야만 알 수 있다.

인생은 긍정적이고 내가 좋아하는 사람과 어울리기만 해도 세월이 너무나도 짧다. 내가 성장하려면 인성이 좋은 친구, 지혜가 많은 친구를 구별할 줄 아는 혜안이 필요하다.
세미나, 동창회, 결혼식, 친목회 등 모임이 있으면 적극적으로 참여하는 것이 인연과 인맥을 쌓을 수 있으며 인간만이 할 수 있는 인생살이다.

사람과의 관계에서 나를 내세우고 내 말만 하기보다 남의 말을 경청하고 호응하는 기술이 필요하다.
정치 이야기, 신앙 이야기, 지방색을 드러내는 이야기, 남의 집 이야기도 하지 않는 것이 좋다. 그렇지 않으면 주위에 사람들이 내 곁을 하나둘씩 떠나게 된다.
카톡이나 동영상도 자신은 열심히 보내는데 남이 보지 않으면 공해만 될 뿐이다. 이것도 인맥을 잃는 길이다.

인맥은 큰 자산인데 적으로 만드는 일은 가장 어리석은 짓이다.
좋은 사람은 좋은 사람을 만나고, 따뜻한 사람은 따뜻한 사람을 만나게 된다.
당신이 솔직하고 따뜻하게 대하므로 상대가 당신에게 따뜻함을 느끼는 것이다.
진심은 언젠가는 통하는 법이므로 사람을 진심으로 대하는 태도는 상대방의 신뢰를 사고 인맥 형성에 큰 도움이 된다.

노년의 지혜는 침묵 속에서 깨달아야 해서 '노친네'가 되느냐 아니면 '어르신'이 되느냐.
깊은 주름에 차림새가 단출하고 별다른 말이 없어도 존중이 드러나는 사람이 있다.
나이 어린 상대에게도 허드렛일을 하는 사람에게도 깊이 허리 숙이는 사람일수록 멋이 묻어난다.
본받고 싶은 기품과 세련미가 풍기는 사람이 진짜 어르신이고 곱게 익어가는 것이다.

나이가 들수록 입은 닫고 지갑은 열라는 말이 있다.
이렇듯 인생의 지혜는 침묵 속에서 깨닫게 되는 것이며 꼰대가 되느냐 어르신이 되느냐는 자신이 만들어가는 것이다. 대우받기보다는 먼저 대접할 줄 알아야 하고, 존경받기 위해서는 먼저 존중할 줄 알아야 한다.

기본을 지키는 것이 인품이듯이 눈살을 찌푸리게 하는 노인은 꼰대로 하시받는다. 목소리가 크면 다 되는 줄 아는 노인은 자존감이 낮은 사람이라 목소리라도 커야 자신을 보호하는 방패인 줄 착각한다.
나이 먹은 게 벼슬도 아니고 권력도 아닌데 아무에게나 '야' '너'하며 반말하며 법이고 진리인 것으로 행동해서는 안 된다. 이런 사람이 벽창호 소리를 듣는 것이고 경박한 노친네 소리를 듣는 것이다.

제대로 곱게 익어가는 어르신은 남녀를 불문하고 귀티가 나며 저녁노을 같은 따뜻한 품격을 지니고 있다.
녹음이 그윽하게 내려앉은 거리에 백발의 노부부가 다정하게 손을 잡고 걸어가는 모습을 바라보면 가슴 뭉클함을 자아낸다. 그렇게 닮아가고 싶다고 느낀다면 터득한 것이고 달라질 것이다.

나이가 들면 나서지도 말고 뛰지도 말고 침착하게 한 발짝 뒤에 물러서서 관망할 줄 알아야 한다.
알고도 모르는 척, 그러려니 하고 귀 거슬리는 소리에도 즉각 반응하지도 말고 적당히 져주며 양보하는 것이 편안하게 늙는 비결이다.

욕심은 화를 자초하는 일이므로 돈이든 권력이든 자식이든 욕심을 버려야 한다. 어차피 죽으면 머리카락 한 올도 가져갈 수 없는데 남은 돈으로 자식들 싸우게 하지 말고 살아있는 동안 베풀며 살아야 한다.
친구를 만나도 술 한 잔 살 줄 모르는 인색한 사람은 자신이 만 년 살 줄로 착각에 빠진 사람이다.

늙을수록 마음 좋게 살아야 하고, 멍청하게 아파서도 안 된다.
내가 사랑하던 가족들도 결국 나를 귀찮아하게 되고 결국 요양원에 들어가 괄시받는 신세가 된다.
건강을 스스로 책임지는 사람이 외롭지 않게 사는 지혜로운 어르신이며 인생 승리자이다.

16. 마음을 편하게 살자.

 인생이 행복하려면 우선 마음이 편안해야 한다.
불평불만으로 싸우고 다투고 욕심을 내면 독이 되어 자신을 힘들게 하고 서로에게 생채기를 낸다.
송사에 휘말려 법정에 불려 나가거나 남의 돈을 갚지 못하여 늘 고민과 걱정에 시달리면 스트레스가 쌓여 건강을 해치게 된다.

건강이 나빠서 걱정한다던가.
하는 일이 잘 안 풀려서 고민한다던가
인간관계가 원만하지 않아서 적이 된다면 그 스트레스는 평생 달고 사는 것이다.
탄압과 괴롭힘에 시달리면 사람은 주눅이 든다.
의사들이 쥐를 가지고 스트레스에 관한 실험한 결과 쥐가 있는 곳에 매일같이 쥐의 천적인 고양이를 지나가게 하였더니 며칠 뒤 쥐의 위장에는 피멍이 들어있었고 심장은 거의 망가졌다.
또한 화를 잘 내는 사람의 입김을 고무풍선에 담아 이를 냉각시켜 액체로 만들어 주사기로 쥐에게 주입하였더니 3분

동안 쥐가 발버둥을 치며 죽어가는 것을 볼 수 있었다.
이와같이 우리 몸도 스트레스를 받으면 독이 되는 것이다.

현대 사회는 생존 경쟁의 시대이므로 스트레스와의 전쟁이다.
그래도 어떻게든 받지 않아야 하지만 풀기도 잘 풀어야 한다.
술과 같이 일시적인 것으로 풀기보다는 꾸준하게 독서나 산책 등 정서적인 것으로 푸는 것이 바람직하다.
마음은 늘 감사하는 마음가짐을 갖도록 명상하는 것이 좋다.
감사하는 마음은 종교인들이 많이 하여 믿음이 있는 사람이 장수확률이 높은 편이다.
작은 일이나 하찮은 일에도 감사하며 감사하는 마음속에는 미움, 시기, 질투가 없으므로 평온해지면서 뇌에서 셀루토닌이 분비하여 건강 장수하는 비결이다.

산책하며 걸으면 모든 시름이 사그라든다.
독을 품고 싸우고도 세상 밖으로 나와 걸으면 우선 안정이 되고 되돌아보게 된다. 그래서 화가 날수록 소낙비를 피해 그 자리를 떠나는 것이 현명하다.
시간이 약이라고 시간이 지나면 화는 점점 풀리게 되고 안 좋았던 마음이 눈 녹듯 사라진다.
자살하러 강물에 뛰어들려다 가도 강가에서 3분만 걸으면 마음이 서서히 풀려 극단적인 생각을 접게 된다.
단순히 걷는 행위만으로도 마음의 안정을 주어 자신의 목숨은 백수를 다하는 것이다.

사람은 누구나 건강하게 오래 살고 싶고 빨리 죽었으면 하고 말하는 사람도 푸념일 뿐이지 마음만은 오래 살고 싶은 사람이다.
그러나 단순히 오래 사는 것만으로는 부족하다.
절대적인 조건은 건강이 받쳐주어야 한다.
잠을 적게 자는 사람은 치매에 걸리거나 면역력이 떨어진다.

질병이나 치매로 앓아눕는 것은 불행한 일이다. 우리는 100만 명이 치매 환자이고, 세계 장수국 1위인 일본의 치매 환자도 800만 명이 넘는다. 그래서 일본은 치매에 관한 연구를 늘 해왔으며 대학병원 의사가 치매 예방법을 연구하는 데 성공하였다.
사람이 똑바로 걸을 때 한쪽 발과 다른 발 사이 한걸음의 넓이 즉, 보폭을 좁게 자분자분 걷는 사람은 치매에 걸리기 쉽다. 그러므로 지금보다 더 넓혀서 걸으면 치매에 걸릴 확률이 절반으로 줄어든다.
빨리 걷는 속도 보다 보폭의 너비가 수명을 좌우한다는 것이다.

보폭을 크게 더 길게 걸으면 자세가 반듯해지고 시선도 위를 향하며 팔도 저절로 많이 흔들게 된다.
발끝도 끌지 않고 위를 향하면 온몸의 근육에 자극을 주어 근육량이 증가하고 운동량도 크게 증가하여 혈액의 흐름도 좋아진다.
걸을 때 자세가 반듯하면 폐가 넓어져서 많은 산소를 받아들일 수 있어 뇌도 빠르게 움직인다. 그러므로 치매를 예방할 수 있다.
반면 종종걸음을 걷는 사람은 뇌경색이 올 확률이 높으며 대뇌 운동영역이 위축되어 있고 보행이 느린 사람은 뇌가 위축되어 알츠하이머인 치매 위험이 높다.

보폭을 5cm 넓혀서 걸으면 5년 젊어지고, 보폭을 10cm 넓혀서 걸으면 10년 젊어진다.
멍하게 걷는 것도 좋은 자세가 아니다.
보폭이 좁아지는 것은 멍하니 걷기 때문이며 보폭을 넓힌다는 의식을 갖고 의도적으로 걸어야 뇌가 활동할 수 있다.
그러므로 걸을 때는 성큼성큼 걷고 보폭을 넓혀서 걸어야 한다는 것을 명심해야 한다.

건강 수명이란?
육체적이나 정신적으로 이상 없이 남의 도움을 받지 않고 자립할 수 있는 것을 말한다.
우리나라 노인들은 72세까지는 건강하지만 81세까지 9년 동안 뜻대로 움직이지도 못하고 누군가의 돌봄을 받으며 생활하는 경우가 많다.

이때 정신은 맑지 못하고 혼미해지며 육체는 천근만근 무겁고 뒤뚱대어 낙상사고가 많아진다. 나이 들어 낙상하면 골다공증으로 뼈가 약해져 고관절 골절이나 뇌진탕으로 사망하기도 한다.

이 모든 것은 기초적인 걸음걸이에 문제가 있기 때문이다. 걷는 횟수가 줄고 앉아서만 있거나 집안에만 있게 되면 근육량은 줄어들어 다리에 힘이 없어지게 된다. 결국에는 건강에 이상이 오고 악순환을 거듭하게 된다.
'건강' '걷기 운동'이란 말을 하도 많이 들어서 식상하기도 하고 수박 겉핥기식으로 소홀하게 되지만 건강과 운동은 아무리 강조하여도 지나침이 없다.

노인들에게 걷는 운동은 보약보다 낫다.
하루에 사천 보를 걸으면 우울증이 없어지고,
하루에 오천 보를 걸으면 치매나 뇌졸중이 예방된다.
하루에 육천 보를 걸으면 심장질환이 예방되고,
하루에 칠천 보를 걸으면 골다공증과 암이 예방된다.
하루에 팔천 보를 걸으면 고혈압과 당뇨를 예방하고,
하루에 구천 보를 걸으면 뇌를 자극하여 건망증을 예방하고,
하루에 만 보를 걸으면 20년을 더 건강하게 장수한다.

걷기는 의욕을 북돋아 준다.
걸으면 밥맛이 좋아진다.
걸으면 비만을 치료한다.
걸으면 고혈압을 조절한다.
걸으면 뇌가 젊어진다.

걸으면 분노가 사라진다.

권력자들과 재벌 총수가 일찍 사망하는 원인 중에는 걷지 않아서이다. 평생 승용차 없이 걸어 다닌 사람은 오히려 건강 장수한다.
영양가 있는 오만가지 좋은 음식을 먹었어도 승용차만 타고 걷는 시간이 적어서 복부 비만이 되고 운동을 하지 않아 결국엔 각종 성인병에 시달리다 사망한다.
세계 장수촌인 블루존의 사람들은 100세 이상의 노인들이 많은데 이들은 평생 산과 들에 나가 일하며 걸어 다녔기 때문이다.

야생동물과 사육하는 가축과의 수명 차이도 야생토끼는 온종일 뛰어다녀 15년을 살지만, 집에서 기르는 토끼는 우리 안에 갇혀 있어 5년밖에 살지 못하여 10년의 차이가 난다.
또한, 들개는 27년을 살지만, 집에서 기르는 개는 13년밖에 살지 못하여 평균 14년의 수명 차이가 난다.
야생코끼리도 200년을 살며 동물원 우리 안에 가두어 기르는 코끼리는 80년을 살고, 들소는 60년을 살며 가축용으로 기르는 소는 20년도 살지 못한다.

사람도 마찬가지이다.
나이가 들었어도 사회활동을 꾸준히 하면서 소일거리를 하고 취미활동을 한 사람은 120세를 살 수 있지만 하는 일 없이 무위도식으로 놀기만 하면 70세가 넘어서부터 사망하는 사례가 많다.
심장과 혈관질환으로 사망하는 사람의 병은 동물성 지방을 많이 섭취하여 생기는 병이 아니고 걷지 않아 운동 부족으로 생기는 병이다.
인체는 움직이고 활용하여야 단련이 되고 발달한다.
쓰지 않으면 오히려 쇠약해지고 모든 기능이 퇴화한다.

혈기왕성한 청년이라도 팔다리가 부러져 깁스를 하였을 경우 기능을 제대로 쓰지 않아 근육이 위축되어 가늘어지고 한동안 물리치료로 회복시켜야 한다.
배설도 마찬가지로 움직이지 않으면 콩팥과 대장이 기능하지 못해 힘들어진다.
몸 안에 찌꺼기들이 원활하게 배출하지 못해 굳어져 변비나 담석증, 대장암과 같은 큰 병이 생긴다.

기계도 마찬가지로 자주 움직여주고 다뤄줘야 녹슬지 않는 것처럼 사람이 움직임이 적으면 모든 신체기능이 무뎌지게 마련이다.
자신의 건강은 누구도 대신할 수 없으므로 많이 움직여서 스스로 관리해야 한다.
바쁜 현대인들은 직장에서 있는 시간이 많아 움직임이 적어 퇴근 후나 주말이면 헬스장에서 운동한다.
그마저도 힘든 상황이면 가족 모두가 사용하기 좋은 런닝머신으로 하루 20~30분 정도 운동하면서 자기관리를 한다.

런닝머신은 자기의 속도에 맞추어 알맞게 조절할 수가 있고 보폭을 최대한 넓게 하여 뛰면 체중 감량과 다이어트 효과도 얻을 수 있다.
걷기와 달리기를 하면서 혈액순환으로 인해 심혈관을 강화시켜 심장질환의 위험을 낮춰주어 체력단련에 도움이 된다.

런닝머신을 꾸준히 한 사람은 체력에서 현저한 차이를 보여 먼 거리도 힘들지 않게 걷게 되고 허벅지와 종아리 근육에 힘이 생겨 등산하더라도 지치지 않는다.
신체 전반에 걸쳐 안정성과 이동성을 지원하게 되므로 지혜롭게 곱게 늙어가는 실버가 될 수 있다.

하루에 30분씩 꾸준히 걸으면
치매 예방이 된다. 근육이 생긴다. 심장이 좋아진다. 혈압을 낮춰준다. 기분전환이 되어 우울증을 예방한다. 눈이 피로하지 않아 녹내장이 생기지 않는다. 체중 관리가 된다. 근육이 강화된다. 당뇨 수치를 조절해 준다. 소화가 잘 되어 식욕이 좋아진다. 폐가 건강해진다. 척추가 곧아져 관절염을 예방한다.

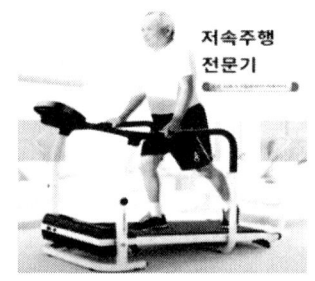

걷기 운동 다음으로 추천할 만한 운동은 춤이다.
노인들이 격렬하지 않으면서 움직임이 많아 몸에 무리가 되지 않고 경쾌한 음악에 맞춰 스탭을 밟으면 지루하지 않은 운동이다.
춤은 노년의 설레임이 청춘으로 돌아간 듯한 기쁨을 주고 가슴 두근거림이 마냥 즐겁게 한다.
많은 돈이 들지 않아 가볍게 즐길 수 있는 곳이 콜라텍이다.

처음에 입문한 초보 병아리는 60대는 6개월 70대는 7개월 80대는 8개월 정도 배워야 하고 부루스, 지루박, 트로트 3가지 정도의 사교춤을 배울 수 있다.
춤을 배우려면 개인교습소에서 수강료 40~50만 원을 투자하여 배우기도 하고, 노인 복지관이나 주민센터 문화 아카데미 등에서 저렴한 금액으로 4개월 (매주 1회 20,000원) 정도 수강할 수 있다.
개인교습소는 수강료가 비싼 대신 1:1 개인 교습을 받을 수 있고 수강료가 저렴한 곳은 단체 수업이므로 따라가기가 힘들 수 있다. 그 대신 한 학기가 끝나면 다시 배울 수 있어 4개월 후에 재신청하면 된다.

춤은 걸음만 걸을 수 있으면 나이에 상관없이 누구나 가능한 운동이다.
춤을 배우려면 상대방이 있어서 좋고 짝과 손을 맞잡고 춤을 추면 즐거워져 정서적으로도 좋다.
춤을 추기 위해서는 음악이 있어야 하는데 감미로운 음악의

선율에 맞춰 춤을 추다 보면 엔돌핀이 살아나는 기분을 느낀다.
몸을 많이 움직이다 보니 생각으로부터 자유로워지면서 복잡했던 마음이 편안하고 머리가 가벼워진다. 그래서 우울하고 무기력할 때 기분전환이 되어 춤은 최고의 명약이다.

춤을 오래 추다 보면 걸음을 만 보 이만 보 이상 걷게 되어 자연적으로 걷는 운동이 되는 동시에 즐거운 마음은 우울증과 치매 예방에도 효과적이다.
골프나 수영, 등산, 자전거 등 웬만한 운동은 비싸거나 준비해야 할 것이 많고 날씨에 영향을 받지만 춤을 추러 가는 콜라텍은 입장료 2,000원만 있으면 된다.

춤은 뇌를 활성화하는 운동이다.
춤은 이성과 함께하기 때문에 상대의 반응을 보고 생각을 하고 스탭을 잊지 않으려고 머리를 계속 쓰게 된다.
그러므로 뇌가 발달하여 인지기능을 좋게 하고 전신운동으로 치매를 예방하는 효과가 있다.
춤을 추는 사람과 그렇지 않은 사람의 행복지수도 차이가 난다. 자기가 좋아하는 일을 하면서 즐거움을 찾기도 하겠지만 춤은 음악과 뗄 수 없으므로 스트레스를 받지 않기 때문이다.
활동량이 많은 만큼 식욕도 왕성해지고 식욕이 만큼 성욕 또한 생겨 이성과도 자연스럽게 애정이 생긴다. 나이답지 않게 혈기왕성한 삶이야말로 노년의 희망을 보게 된다.

17. 곱게 익어가자

　인간은 얼마나 오래 살았느냐가 중요한 것이 아니라 어떻게 살았느냐가 중요하다.
즉, 얼마나 나잇값을 하며 올바로 살고 귀티나게 익어가는지가 중요하다.
사람은 누구나 추하게 늙는 것을 바라지 않으면서 어떻게 사는지 되돌아보지 않는다.

노년에 행복하려면
①몸이 불편한 데가 없어야 한다.
②매월 300만 원 정도 돈이 있어야 한다.
③배우자와 동행해야 한다.
④친구나 이성 친구가 있어야 한다.
⑤모임이나 사회 참여를 해야 한다.
⑥세상의 변화에 따라갈 수 있어야 한다.
⑦취미 생활을 하여 즐거움이 있어야 한다.
⑧재충전을 위해 여행을 즐겨야 한다.
⑨식도락으로 미식가가 된다.
⑩새로운 것에 도전하여 성취감을 느낀다.

나이가 들면 성인병은 물론 피부의 주름과 잡티 그리고 노안으로 시력저하 골다공증, 탈모, 불면증이 생기는 것을 노화라고 한다.
이런 현상들이 오기 전에 미리 예방하고 줄여나가면 훨씬 젊어지고 귀티가 난다.
노화를 늦추는 것은 운동만 한다고 되는 것이 아니고 60대 이후에도 피부 세포가 건조해지므로 꾸준한 관리가 중요하다.

수분이 부족하면 피부뿐만 아니라 몸속의 혈액순환과 신체기관에도 충분히 공급하지 못해 세포가 정상적으로 작동하지 못하여 노화를 가속 시킨다.
수분 부족으로 인해 신체기능 감소는 다양하게 나타나는데 뼈 밀도가 감소하여 골다공증이 생기거나 세포의 활동을 감소시켜 근육량과 힘을 악화시킬 수 있다. 여성의 경우는 자궁과 난소의 기능이 떨어져 부인병이 생긴다.
치매 또한 뇌에 수분이 부족하여 생기는 원인 중의 하나이다.
장수를 결정하는데 그만큼 수분이 중요하여 건조해지지 않도록 해야 한다.

세포가 건조하면
①책장을 넘길 때 손가락에 침을 묻혀 넘기게 된다.
②떡을 먹다가 목에 걸리게 된다.
③위가 더부룩하고 소화가 잘 안 된다.

④흰머리가 푸석하며 탈모가 심하다.
⑤갈증이 심하다.
⑥아랫배가 나오고 다리가 가늘다.
⑦피부가 땅기고 거칠다.
⑧술 마신 후 숙취가 심하다.
⑨비 오고 습한 날에는 몸이 쑤신다.
⑩찬 곳에 있으면 머리가 아프다.
⑪땀을 많이 흘린다.
⑫비만으로 체중이 불어난다.
⑬쥐가 자주 난다.

세포가 건조하지 않게 신체기능을 강화하려면
①많이 먹으면 신장에 무리가 되므로 소식한다.
②물을 자주 마신다.
③당근과 사과 주스를 마시면 신장에 좋다.
④생강차와 홍차를 마시면 심장에 좋다.
⑤황노화 식사법으로 배설기능을 높인다.
⑥저녁 식사 후 12시간을 공복 상태를 유지해야 한다.
⑦따뜻한 음식을 먹고 찬 음식을 피한다.
⑧에어컨과 선풍기를 멀리한다.
⑨옷을 따뜻하게 입어 체온을 유지한다.
⑩찜질이나 사우나를 오래 하지 말아야 한다.

세포가 건조하다는 것은 노화의 주된 원인이 되므로 좋은 습관으로 생활한다면 20년은 더 노화를 늦출 수 있다.

몸은 마음을 따라가므로 마음을 어떻게 먹느냐에 따라 건강이 달라진다.
볼 수도 만질 수도 없는 것이 마음이지만 사람을 움직일 수 있는 것도 마음이기 때문이다.
'나는 그런 사람이 되고 싶다'라고 생각하면 오늘 그런 사람을 만날 기회를 얻고 나 또한 달라진다.

꾸미지 않아도 편안한 사람이 좋다.
말을 잘하지 않아도 선한 눈웃음에 정이 가는 사람
장미꽃처럼 화려하지 않아도 풀꽃처럼 온화하고 따뜻한 사람
마음이 힘든 날엔 그 사람을 떠올리면 그냥 마음이 편안하고 위로가 되는 사람
사는 게 바빠 자주 연락하지 못해도 서운하지 않고 말없이 기다려주는 사람
내 속을 하나에서 열까지 다 드러내지 않아도 짐짓 헤아려 너그러이 이해해 주는 사람
한 번 사귄 마음 쉽사리 변치 않고 사랑의 마음에 중점을 두는 사람이 향기가 묻어 나와 좋다.
여러 풍파에도 늘 변함없고 한결같은 사람 그런 사람이 되고 싶어야 한다.

누군가와 함께라면 갈 길이 아무리 멀어도 갈 수 있는 사람.
폭풍우가 내리치는 들판도 지날 수 있고 파도치는 위험한 바다도 건널 수 있고 험악한 높은 산도 넘어 함께 갈 수 있는 사람.

나 혼자가 아니고 누군가와 함께라면 손 내밀어 잡아주고 몸으로 막아주고 마음으로 사랑하면 갈 길도 끝까지 갈 수 있다.

이 세상은 혼자 살기에 너무나 힘든 곳이다.
동행의 기쁨과 위로가 있어야 한다.
우리의 험난한 인생길 손을 잡으면 마음까지 따뜻해지는 그런 사람과 함께라면 좋다.
인생은 상황에 따라 변하게 된다.
고상한 사람을 만나면 오랜만이라고 차 한잔합시다. 말하게 되고
반가운 친구를 만나면 반갑다며 술 한잔하자고 하지만
사랑하는 여인을 만나면 어디라도 좋다.

인생을 사는 동안 수많은 사람을 만나게 된다.
내가 어떻게 하느냐에 따라 상대방이 나를 대하게 되어 내가 무시하면 나를 멸시하게 된다.
오랜만에 만났는데도 차나 술도 하자는 말이 없으면 거리감을 느끼는 것이다.
그러니 언제나 사람을 대할 때는 진정성 있게 대하여야 하고 그래야 호감 가는 사람이 될 수 있다.
자신을 잘 관리하는 사람은 사회생활도 소홀하지 않는다.
늘 외모에 신경을 써 대인관계에도 정중함을 잃지 않는다.
정중함은 겸손하게 나를 낮추면서 인품을 높이는 것이다.

나이가 많아도 귀티나게 곱게 늙어가는 사람은 감옥같은 요양원에서 죽을 날을 기다리지 않는다.
인간은 몸이 아니라 감정이 먼저 늙어 감정이 늙으면 아름다운 것을 보아도 감동을 못 느끼고 기쁜 일이 있어도 감격하지 않는다.
그런 노인은 노화 속도가 빨라져 우울해지고 주름이 늘면서 모든 말과 행동에서 노인의 모습이 역력해진다.
감정이 늙어가는 것에는 여러 가지 징조가 있는데 웃음이 사라지고 눈물이 메마르고 말수가 없어지며 표정이 어둡고 사나워진다. 열정이 식으니 의욕이 사라지고 매사가 귀찮고 게을러진다.

젊어서부터 감정이 메말랐다면 다른 사람들보다 노화가 빨리 찾아온다.
남자보다 여자가 오래 사는 이유도 여자는 공감 능력과 감성이 뛰어나고 자기감정에 솔직하기 때문이다.
빨리 늙고 싶지 않고 우아하고 곱게 나이 들고 싶다면 더 많이 웃고, 더 많이 울고, 더 많이 즐거운 마음을 표현해야 한다.
감정이 풍부하고 긍정적인 사람일수록 더 건강하게 오래 살며 더 행복하게 산다는 것은 모두가 아는 말이다.

의학계에서도 사람의 오장육부가 노화에 민감한 것들은 피하는 것이 좋다.
위장은 차가운 것을 두려워한다.

심장은 짠 음식을 두려워한다.
폐는 이산화질소와 같은 환경오염을 두려워한다.
콩팥은 불면증을 두려워한다.
담낭은 아침 식사를 거르는 것을 두려워한다.
비장은 섭생을 가리지 않는 것을 두려워한다.
췌장은 과식을 두려워한다.
그리고 만병을 부르는 것은 몸을 차게 하고 찬 음식을 먹으면 40세 이후부터는 성인병을 비롯해 암이 생길 확률이 높다.

만수무강의 3대 조건은
①균형 잡힌 식사
②늘 움직이는 운동 습관
③매일 8시간씩 숙면
선강은 건깅할 때 지켜아 하며 젊어서부터 바른 생활 습관을 몸에 익혀야 지혜로운 사람으로 장수할 수 있다.
만수무강에 가장 중요한 것 중 하나이자 중요한 것은 식습관이다.
아침에 먹는 사과와 당근은 몸을 따뜻하게 해준다.
말도 힘이 좋고 미끈한 말일수록 당근을 많이 먹여 잘 뛴다.
시원한 찬물을 마시고 싶어도 자제하고 여섯 가지 식품으로 만든 '불로장생' 꿀차를 마시는 것이 좋다.

생활 습관도 힘들이지 않고 늘 할 수 있는 것으로 하는 것이 좋다.

따뜻한 물로 매일 샤워하는 것은 몸을 따뜻하게 만들어 주고 노폐물을 배출하여 면역력을 유지해준다.
밖으로 나가 무조건 걷는 것은 우리 몸의 70%를 차지하는 근육의 혈액순환을 돕고 근육의 열을 촉진시켜 힘을 길러준다.

병이 없어야 나이를 먹어도 활력이 넘쳐 의욕이 생기고 자신감 있는 모습으로 곱게 보인다.
이런 노인은 요양원에 갈 일이 없다.
노인이 되면 누구나 다 똑같고 외모가 무슨 소용이냐고 하지만 건강미 넘쳐 젊어 보이는 사람을 부러워한다.
그래서 나이 들어도 귀티 나는 사람은 무시하지도 않고 친절하게 대하여 사람대접을 받는다.

외모는 생김새도 중요하지만, 얼마만큼 잘 꾸미느냐를 보고 자기관리를 잘하는 사람인지 여부를 알 수 있어 경쟁력으로 자리 잡는다.
짧은 시간에 상대방을 판단하고 결정짓는 면접시험뿐만 아니라, 직장인에게 있어서 고객과의 관계에서도 외적 이미지가 만남의 성공과 실패를 결정짓는 중요한 요소 중 하나로 작용하고 있기 때문이다.

이목구비나 생김새가 예쁘다고 해서 얼굴 이미지가 다 좋아 보이는 것은 아니다. 아무리 얼굴 생김새가 예뻐도 왠지 날카롭고 거리감이 느껴지는 경우가 있는가 하면 그리 예쁘지는 않지만 온화하고 정이 가는 사람들도 많다. 얼굴은 그 사람의 '얼이 통하는 곳' 또는 '영혼이 통하는 곳'이라는 뜻으로 일컬어지는 것처럼 생각이나 감정 상태, 마음가짐에 따라 수시로 변한다.

미국의 성공 철학자 지그 지글러는 "외모를 단장하라. 그러면 자기에 대한 이미지가 한결 긍정적으로 될 것이며 당신의 외모가 이미지뿐만 아니라 업무수행능력도 향상시킬 것이다."라고 하였다. 최근 이와 관련된 국내외 논문들을 보면 대다수 직장인이 외모에 대한 자신감이 높을수록 대인관계에도 적극적이고 자존감도 높은 것으로 나타났다. 또한 외모를 가꾸는데 적극적인 사람은 성격도 적극적이고 업무에 임하는 태도도 긍정적인 것으로 나타났다.

세상이 변했나고 해도 아직까지는 속이 텅 빈 여자라도 얼굴이 예쁘면 일에 있어서 우선순위를 갖는 것을 보면 외모가 중요하다고 여긴다.
자세도 중요하여 귀족처럼 보이는 사람은 허리가 쭉 펴져 있어 자신감 있어 보인다.
사람의 일생은 결국 사람의 품격이 그 사람을 좌우하므로 자기 자신을 어떻게 만들어가느냐가 중요하다.

귀티 나는 사람을 보면 어떻게 생활하는지 보고 배울 필요성이 있다.
일상적인 습관이 청결하다. 주변을 깔끔하게 정리한다. 자신에게 어울리는 패션을 잘 안다. 자세와 동작에서 자신감이 있어 멋있다. 말을 통해서 그 사람의 향기 나는 인격이 드러난다. 상대방의 말을 경청한다. 상대방에게 반말하지 않고 정중하게 대한다. 말을 빨리하거나 큰소리를 내지 않는다. 사람을 공평하게 대한다. 여유있고 침착하다. 겉 보습만 보고 사람을 판단하지 않는다. 늙어도 깔끔하고 멋있다. 겉치레하지 않는다. 성형으로 외모를 꾸미지 않아도 표정이 밝고 선해 보인다. 긍정적인 사고방식을 가지고 있다.

나이가 들수록 외모가 중요하다.
내 몸 하나 가꾸지 못하는 사람을 좋아할 사람은 없다.
외모에서부터 호감이 들면 그 사람이 무엇을 해도 좋게 보인다.
사진을 보이며 아이들에게 누가 좋으냐고 물었더니 키가 크고, 피부가 하얗고 잘생긴 사람을 꼽은 걸 보면 누구라도 잘난 사람을 싫어하지 않는다. 그런 사람이 기억 속에도 오래 남는 법이다.

나이가 들어서 젊게 입으면 나이답지 못하다고 비평하는 사람도 있지만, 인위적으로 현란하게 꾸민 게 아니라면 모두가 젊어 보인다고 말한다.
과하지 않게 밝은 옷차림은 자신감이 생기고 외출할 때 훨씬 기분이 업이 된다.
동물만 하더라도 닭, 사자, 사슴 등 수컷은 화려하고 잘생겼다.

암컷을 유혹하기 위해서이기도 하지만 화려하게 꾸민 수컷이 서열이 높기 때문이다.

하지만 사람은 여자들이 화장하고 더 화려하게 꾸민다.
여성의 가임기 때 생리적으로 더 아름다워지는데 남자를 붙잡아 두기 위함이다.
짐승은 짝짓기 후에 암컷이 수태하면 수컷이 떠나지만, 인간은 여성이 남성을 떠나지 못하게 붙잡아 둔다.

남성의 외모도 중요하지만, 여성들도 외모를 가꿀 줄 알아야 한다.
날씬하게 몸을 유지하는 것도 중요하고 여성의 전유물인 화장도 하며 관리해야 한다.
아내가 머리를 다듬고 화장을 하고 예쁜 옷을 차려입으면 남편은 싫어할 리가 없다.
남편이 외도하는 이유는 아내의 외모가 지저분하거나 건강하지 않을 때, 화장도 안 하고 가꾸지 않을 때, 성격이 포악할 때, 말이 많아서 일 때이다.
남자들은 단순하여 우선 외모가 예쁘면 모든 것이 묻혀 단점이 잘 보이지 않는다.
여성은 분위기를 중요하게 여기지만 남성은 시각적이어서 우선 눈으로 좋으면 다 좋아 보인다.
나이 많은 할아버지가 늘씬하게 미니스커트 입은 아가씨를 보며 눈을 떼지 못하는 건 할아버지도 남자이기 때문이다.

18. 나는 잘 살았노라.

 나를 위해 눈물 흘려주는 진실한 친구 하나만 내 옆에 있어도 성공한 인생이라는 말이 있다.
이영식이 친구 김철수에게 물었다.
"너는 나를 위해 목숨 내놓을 수 있어?"
그러자 철수는 "그럼 물론이지" 하고 대답했다.
그러자 영식이 다시 물었다.
"그럼 네 여자친구도 내게 줄 수 있어?"
그러자 철수는 "너에게 필요한 여자라면 줄 수 있지"라고 대답하자 고맙다면서 철수의 여자친구와 영식이 결혼하게 되었다.

그러던 어느 날, 잘나가던 철수가 그만 사업이 부도가 나서 망하고 말았다.
그래서 친구 영식에게 도움을 청하러 갔지만, 영식이는 직원에게 자신이 없다고 하라면서 거짓말을 시켰다.
그 말을 들은 철수는 낙담하여 영식이와는 안 만나기로 굳게 결심했다.
한참이 흐르고 철수는 길을 가다 길에 쓰러진 할아버지를 도와 병원까지 부축하였고 진료를 받게 하였다.
이후 건강을 되찾은 할아버지는 철수에게 고마움을 표하고 자신이 신분을 밝히며 자신의 재산을 은인인 철수에게 주었다.
그 후 철수는 그 돈으로 힘을 얻어 사업을 재기하였다.

그리고 어느 날 어느 할머니 한 분이 가사도우미로 본인을 써 달라며 부탁하였다.
철수는 보기에 불쌍하여 할머니의 부탁을 들어주고 아들과 어머니처럼 사이좋게 지냈다.
철수는 사업도 잘되고 안정적일 무렵 가정부 할머니가 아들 같은 주인에게 좋은 처녀가 있으니 중신을 하겠다고 나섰다.

철수는 애인을 영식에게 주고 나서 노총각으로 지내는 처지였으므로 할머니가 주선하는 자리에 나가게 되었다.
마주한 아가씨를 한눈에 반하여 철수는 결혼까지 하게 되었다.
결혼식에는 괘씸한 영식을 빼고 주변 사람을 다 초청하려고 했지만, 옛정이 생각나서 영식도 초대하여 성대하게 치렀다.

결혼식 피로연에서 철수가 마이크를 잡고 말하였다.
"저에게는 둘도 없는 아주 친한 친구가 있습니다. 저는 그 친구를 위해서 제 여자친구까지 포기하고 그 친구에게 보냈습니다. 하지만 그 친구는 제가 사업에 실패했을 때 저를 냉대하며 모른 척하며 배신을 하여 괴로웠습니다. 그러나 저는 그 친구를 잊지 못하여 오늘 저의 결혼식에 초대하여 이 자리에 있습니다." 뒷자리에 있는 영식을 향해 손가락으로 가리켰다.

그러자 듣고 있던 영식이 일어나며 앞으로 걸어 나와 마이크를 잡고 이렇게 말하였다.
"저에게는 아주 친한 친구가 있습니다. 그 친구는 자신이 사랑하던 여인이 창녀인 줄도 모르고 사귀고 있기에 그 친구의 앞날을 위해 그 친구의 여자와 결혼했던 것입니다. 그리고 잘나가던 친구가 사업에 실패하여 일자리를 부탁하러 저를 찾아왔으나 소중한 제 친구의 자존심이 상처 날 것 같아서 제 부하직원으로 둘 수 없기에 피하고 만나지 않았던 것입니다. 부모님들은 제각각 시골에 사셔서 서로의 부모님 얼굴을 뵌 적이 없어 잘 몰랐습니다. 그래서 저는 제 아버지께 부탁하여 길에 쓰러진 척하고 그 친구가 구해주게 만들어 저의 재산을 그 친구에게 주었습니다. 또한 우리 어머니를 그 친구의 가정부로 들어가게 하고 저의 친여동생을 친구와 결혼하게 만들었습니다. 바로 이 자리에 있는 신부가 제 여동생입니다."
그 순간 하객들의 우렁찬 박수 소리가 피로연장에 울려 퍼졌고 두 친구는 뜨겁게 뜨겁게 눈물을 흘리며 포옹을 하였다.

친구란 이런 것이라는 것을 조용히 생각해 본다.
진정한 친구가 단 한 명이라도 있는가!
다시 한번 자신이 작아지며 초라해진다.

진정한 친구란 항상 곁에서 만날 수 있는 사람이다.
위기에 처했을 때 새벽에 전화해도 모든 것을 내려놓고 달려와서 나를 도와줄 수 있는 사람이 진정한 친구이다.
친구는 내가 성공해도 시기하지 않고 축하해 주고 쓰러졌을 때도 내 손을 잡아 일으켜 줄 수 있는 사람이다.
내가 형편이 되면 최선을 다해 도와주고 시간이 걸려도 친구가 잘될 때까지 격려하며 기다려주는 친구가 진정한 친구이다.

말벗만 하는 친구!
술만 같이하는 술친구!
취미만 같이 하는 친구도 있지만, 서로에게 진정한 친구는 많지 않다.
진정한 친구의 정의는
①죽마고우(竹馬故友)로 초등학교 때부터 친구가 가장 임의로우며 흉허물이 없는 친구이다.
대학이나 사회에서 만난 친구는 세월이 지나면서 멀어지게 된다.
초등학교부터 80이 넘어도 항상 붙어 다니다시피 한 친구들과 수시로 만나서 술 한잔하면 그때의 동심으로 돌아가 옛날 추억으로 꽃을 피운다.

②언제나 만날 수 있는 사람이다.
비밀을 말하고 사생활까지도 스스럼없이 털어놓을 수 있는 임의로운 친구 언제나 내 편이 되어주는 친구 그래서 진정한

친구를 구하는 것은 정말 어렵지만 많은 것을 포기하면서까지 진정한 친구를 만드는 데는 그만한 가치가 있으며 나 또한 그런 친구인가 생각해 봐야 한다.

진정한 친구는 내 인생에서 오랫동안 함께한 사람이다.
진정한 친구는 긍정적인 에너지를 주며 삶의 질이 더 나아지게 만드는 사람이다.
진정한 친구는 웃음을 주는 재미난 사람이며 무엇이든 할 수 있다고 느끼게 해주는 사람이다.
진정한 친구는 나를 있는 그대로 받아주고 인정해주는 사람이다.
진정한 친구는 자신의 입맛대로 바꾸려 하지 않고 친구들 속에서 소속감을 느끼게 해주는 사람이다.
진정한 친구는 듣기 싫은 소리도 진실을 솔직하게 말해주는 사람이다.
진정한 친구는 조언을 아끼지 않고 비판도 소홀하지 않는 사람이다.

이렇게 좋은 친구는 저절로 생기는 게 아니다.
내가 먼저 다가가고 드러내야 상대방이 나와 좋은 친구가 되고 싶어 한다.
나 자신을 숨기고 감추면 결코 좋은 친구를 얻을 수 없다.
친구를 얻으려면 열린 마음을 가져야 한다.
내가 먼저 좋은 친구가 되어야 다른 사람이 인정하는 것이지 질투하고 없는 데서 흉보고 반갑게 대하지 않으면 적이 되어

돌아서므로 친구가 될 수 없다.

운이 좋게도 좋은 친구가 있으면 절대로 그 친구를 놓치지 말고 나도 그 이상의 좋은 친구가 되어야 영원한 친구가 된다.
부부간에도 예의가 있어야 하듯이 친구 간에도 예의를 지켜야 하며 그중에서 첫 번째가 말조심이다.
내가 한 말로 인해 듣는 사람이 상처를 받을 수 있으므로 같은 말이라도 무례하거나 배려 없는 말인지 인지해야 한다.
나의 말 한마디가 다른 사람에게 고통이나 분노의 감정을 경험하게 될 수 있다.

나도 모르게 욕설이나 조롱 섞인 말이나 모욕을 주는 말을 하게 되면 싸움이 된다. 상처 입은 말은 좀처럼 가시지 않고 오랫동안 잊혀지지가 않아 인간관계에서 결정적인 악영향을 불러온다.
세상은 놀랍게 변하여 모든 말이 녹음되는 세상이다.
한 번 뱉은 말은 녹음이 되어 **빼도** 박도 못하여 증거로 남는다.

돈 봉투 사건으로 국회의원 정치인 20여 명이 줄줄이 법정에 서게 되어 징역형으로 옥살이를 하는 것도 역시 말을 가리지 않았기 때문이다.
그러므로 죽자사자 좋았던 인간관계가 녹음된 증거로 인하여 사지로 몰아넣고 원수가 되어 끊어지게 된다.

우정은 친구 사이에 나누는 정서적 유대감을 말할 때 쓰이는 용어다. 동급생, 이웃, 직장동료, 지인보다 더 강한 형태의 대인관계이다.
우정에는 다양한 형태가 있지만 서로 함께 보내는 시간을 즐기고 서로에게 긍정적이고 지지적인 역할을 하는 특징을 이러한 유대관계에 공통적으로 적용된다.
때로는 친구란 가족과는 구별되고 연인과도 구별된다.
최근에는 우정이 건강에 미치는 영향에 대해 심도있는 연구결과가 나왔다.

친구가 없어 외로움과 고립된 60세 이상은 심장병 위험이 30%이고 뇌졸중의 위험도는 35% 높다고 한다.
정신과 의사의 말에 의하면 우정이 부족한 사람은 면역체계가 약해 감염과 질병에 대해 취약하다고 한다.
따라서 우정은 우울증과 불안증으로부터 보호할 수 있으며 전반적으로 건강에 기여할 수 있다.

좋은 우정을 쌓기 위해서 가장 중요한 부분은 '유지'이며 친구와 가족에게 정기적으로 연락하여 안부를 건네며 모임을 갖는 것이 좋다. 정기적인 교류를 할 때 솔직한 소통, 세심한 경험은 좋은 우정을 쌓기 위한 덕목이며 자신의 감정을 투명하게 표현하고 다른 사람의 말을 주의 깊게 경청해야 한다.

막역한 친구의 우정을 이해하기 위해 조선 시대에 절친한 친구 사이였던 '오성과 한음'의 이야기를 해보려고 한다.
두 사람은 조선 선조 때 인물로 어려서부터 소꿉친구로 장난이 심하고 기지가 뛰어났던 수많은 일화를 남겼다.

오성의 원래 이름은 이항복이며 한음의 이름은 이덕형이다.
오성(鰲城)은 이항복의 봉호인 오성 부원군에서 따왔고, 한음(漢陰)은 이덕형의 호다.
조선 중기의 문신으로 임진왜란이 일어났을 때 왜군을 물리치는 데 큰 활약을 했으며, 조선 최고의 벼슬인 영의정에 올랐다. 두 사람 모두 재주가 뛰어났고, 이항복이 다섯 살 위라는 나이 차이에도 불구하고 오랫동안 돈독한 우정을 나누었다.

이덕형의 아버지는 정2품 이민성이였고,
그는 영의정 이산해의 사위었다. 이덕형은 16세 때인 1577년 이산해의 삼촌 토정비결의 저자 이지함의 추천으로 영의정의 사위가 되었다.
이항복은 아버지 이몽량이 58세 때 본 늦둥이 막내로 태어났으며 권율의 사위이다. 이렇게 두 사람은 당대의 명사를 장인으로 두는 영광도 누렸다.

여러 일화 중 몇 가지만 말하자면
오성은 한음으로부터 전염병으로 한밤중에 일가족이 몰살하여 시체를 감정 해줄 것을 부탁받았다.
부탁받은 오성은 혼자 그 집에 이르러 시체를 감장 하던 중한 시체가 벌떡 일어나 오성의 볼때기를 쥐어박는 바람에 혼비백산하였는데 알고 보니 시체인 체 누워있던 한음의 장난이었다.

어느 날은 오성의 아버지가 오성의 담력을 시험하려고 한밤중에 외딴 숲속의 고목 나무 구멍에 무엇이 있는지 알아오라고 시키고 먼저 가서 나무 구멍 속에 숨어있다가 오성이 구멍 속으로 손을 넣을 때 안에서 그의 손을 잡았는데 오성은 놀라지 않고 가만히 있다가 체온이 느껴지자 귀신이 아니고 사람의 장난임을 알게 되었다.

오성이 한음의 부인과 정을 통했다고 한음에게 말하자 이 말을 들은 한음부인은 오성을 초청해서 만둣국 속에 똥을 넣어 오성에게 먹이고 거짓말하는 입에는 똥이 들어가야 한다고 말했다.

오성은 신붓감을 선보이려고 인절미를 해서 친구들에게 나누어 주고 몽둥이로 자기를 쫓으며 때리라고 시킨 뒤 도망치는 체하면서 신부의 치마 속으로 숨으려고 들어갔다. 신부는 이에 당황하지 않고 "선을 보려면 얼굴이나 보시지 왜 속까지 선보려고 하십니까"라며 말했다.

장난스러운 일화를 양산해 내는 두 소년은 스승을 놀리는 것이 재미있어 서당에서 공부하다가 스승이 조는 것을 보고 불이 났다고 외쳐 스승을 깨웠다.

무안해진 스승은 잔 것이 아니라 공자님을 만나고 온 것이라고 변명했다.
그러자 이번에는 두 소년이 졸기 시작했다.
스승이 꾸짖으려 하자 두 소년은 자신들도 공자님을 뵙고 왔다고 말했다.

한음이 뛰어난 능력을 발휘하여 19세 어린나이에 과거급제를 하였고 그 시험에서 오성도 급제하여 이때부터 임진왜란이 일어나기 전까지 순조롭고 화려한 출세를 구가했다.
임진왜란이 일어났을 때 한음은 31세에 이조 참판 겸 대제학(지금의 장관급)에 임명되었다.
임진왜란에서 한음이 세운 주요한 공로는 외교 분야에 집중되어 왜란 직후 그는 명나라에 청원사로 가서 원군을 요청하는 데 성공했다.

왜란 중에 이순신 장군이 모함으로 하복되자 그를 적극적으로 변호했고 임진왜란이 끝났을 때 이덕형의 나이는 37세의 젊은 대신이었다.
이들은 우국충정의 정신의 자세로 공무를 처리했고, 공과 사를 엄정하게 구별하고 중립적 태도를 취하여 당쟁에 휘말리지 않았다.

또한 청백리 정신 등으로 후세의 귀감이 되고 있으며, 특히 두 사람은 중요한 관직을 두루 거치면서 30여 년간 깊은 우정을 유지한 것으로 유명하다.

이들의 우정은 한음이 먼저 세상을 뜨자, 오성은 한걸음에 달려가서 손수 염을 하고 장례를 도와준 일화를 통하여 가늠할 수 있다. 어쨌든 오성과 한음은 우리나라 최고의 '우정 아이콘'으로 상징화되어 있음이 분명하다.

학문적으로나 예술적인 천재성은 부모의 유전자로부터 물려받는다. 명문가의 집안에서 태어난 오성과 한음도 두뇌가 뛰어나 창의적이고 유머러스함까지 갖추었다. 이렇게 콩 심은 데 콩 나고 팥 심은 데 팥 나듯이 오랜 세월이 지나도 DNA는 변하지 않는다.

19. 노년의 10년 차이

 日本의 100세 이상의 노인 인구는 대체적으로 체구가 작고 소식을 하며 빈둥대지 않고 늘 움직이며 무엇이든 일을 하며 유유자적하는 사람이 없다.
유유자적이란?
속세를 떠나 아무 속박 없이 조용하고 편안하며 여유롭게 지내는 것을 말한다.
우리나라는 정년퇴직을 하면 유유자적하는 노인이 많아 세계 1위 장수국인 일본을 따라가지 못한다.

100세 이상 인구는
①일본 - 14만 6천 명
②미국 - 10만 8천 명
③중국 - 6만 명
④인도 - 4만 8천 명
⑤한국 - 1,000명 미만으로 100명 중 95명은 저세상으로 가고 5명만 생존한다.
80대가 100명 중 70명이 저세상으로 가고 30명만이 생존하는데 80대에 건강이 좋으면 120세까지 장수할 가능성이 높

다.
건강하게 살 수 있는 나이는 78세까지이므로 70~80대에는 동창이나 친구를 자주 만나서 즐겁게 지내고 우정을 나누어야 한다.

농촌에 사시는 80대 노인의 경우는 인지능력이 상대적으로 떨어져 병원에서 의료처치하는 법과 현재 상태를 이해시키는 데 시간이 길어져 젊은 보호자와 함께 내원해야 한다.
고령화 시대에 보호자의 부재로 외래나 응급실에서 대처할 방안이 사회적으로 고민이다.
보호자가 없다면 병원 입원이나 수술도 어렵다.

고령화가 심해질수록 응급실은 과부 화가 일어나고 악순환이 되므로 80세부터 인지능력이 악화하는 것은 죽음의 길로 한 발짝 더 앞서가는 일이다.
이런데도 자신을 지키려고 하지 않고 노인들은 사전에 인지능력을 높이려는 데에 무관심하다.

80대 할머니가 실종된 지 3일 만에 발견되었다.
야산에서 발견된 할머니는 인지능력이 떨어져 산에 올라갔다가 길을 잃어 헤매다가 쓰러져 잠이 들어 그대로 사망하였다.
노인들이 운전하다가 사고가 빈번한 것도 인지능력이 떨어졌기 때문이다. 생각하는 사고가 신체기능에 빠르게 전달되지 않아 순발력이 떨어져 0.5초 사이로 생사의 갈림길이 생기는 것이다.

70~80대에 인지능력이 좋은 노인들은 그동안 노력해온 결과 노인답지 않을 정도로 사고가 뛰어나다. 그런 노인은 100세가 넘어서까지 인지능력을 갖고 있다.
이렇게 같은 나이라도 20년 이상 차이를 보이는 것은 뇌 운동에 달려있다.
뇌 운동은 늘 신문이나 독서로 글을 읽고, 소일거리로 생각하고, 여행하면서 감동받거나 새로운 일을 도전하여 성취감이 생기는 것이다.
이런 생각과 감정 변화가 늘 있어야 만이 뇌가 맑아진다.
사람은 언제나 자신이 하기에 따라 운명이 갈린다.

우울한 사람은 과거에 살고,
불안한 사람은 미래에 살고,
편안한 사람은 현재에 산다.
읽고, 보고, 배운 만큼 사람이 되고
먹은대로 건강과 몸이 되고
마음먹은 대로 팔자가 된다.

창문을 열면 바람이 들어오고
마음을 열면 행복이 들어온다.
낮에는 활기찬 열정으로 일을 하고
저녁엔 편안한 마음으로 끝을 낸다.

오늘도 만들어가는 날이고
내일은 꿈과 희망이 있는 날이다.
꽃다운 얼굴은 한철에 불과하다.
꽃다운 마음은 평생을 지켜준다.
장미꽃 100송이는 열흘이면 시들지만,
마음꽃 한 송이는 백 년의 향기를 풍긴다.
건강할 때는 사랑과 행복만 보이고
허약할 때는 걱정과 슬픔만 보인다.

이렇듯 사람은 지혜로움에 따라 인생의 길이 다르다.
인생에 이 세 가지 즐거움은 꼭 따라온다.
①마음에 드는 좋은 책을 읽었을 때의 즐거움
②마음에 맞는 친구를 만나 술 한 잔 나누는 즐거움
③마음에 드는 곳으로 여행하면서 경치를 보는 즐거움
또 다른 세 가지 즐거움은
①책 읽고 글 쓰며 항상 배우는 도전정신
②사랑하는 여인과 변함없는 애정 생활
③벗과 함께 어울려 풍류를 나누는 즐거움

인간은 백 번 잘 해줘도 한 번의 실수를 기억한다.
사람의 마음은 간사해서 좋았던 수많은 기억보다 단 한 번의 서운함에 오해하고 실망하며 틀어지는 경우가 참으로 많다.
먼저 고맙다고, 먼저 미안하다고 말한다면 사람 관계는 나빠지려고 해도 나빠질 수가 없다.
사람 관계에서는 이기고 지는 것이 없다.

식사 후 적극적으로 지갑을 열어 계산하는 이는 돈이 많아서가 아니라 돈보다 관계를 더 중요하게 생각하기 때문이다.
다툰 후 먼저 사과하는 것은 잘못해서 그런 것이 아니라 당신을 아끼기 때문이며 늘 나를 도와주려는 이는 빚진 게 있어서가 아니라 진정한 친구로 생각하기 때문이다.
인생은 70세가 넘으면 성질도 죽고 마음도 너그러워지며 배려심도 생겨 사려 깊어지는 법이다.
할아버지가 되어서도 성깔이 나쁘고 마음이 온화하지 못하면 독선적이라고 나잇값을 못하여 멸시받는다.

나이 들어 살아오는 동안 말한 대로 이루어진다.
생각이 말이 되고, 말이 행동이 되고, 행동이 습관이 되고, 습관이 성격이 되고, 성격이 운명이 된다.
당신의 생각은 당신의 삶을 결정짓기 때문에 아무런 생각이 없으면 아무것도 이루어지지 않는다.
그러므로 내 생각과 내 말이 내 삶을 결정짓는다.
진정 이러한 뜻을 안다면 생각과 말을 함부로 할 수가 없다.
함부로 했던 마음, 불평불만으로 가득 찬 마음, 부정적인 말을 오늘부로 깨끗이 지워버려야 한다.

축복 된 마음으로 긍정적이고 적극적인 말, 상대를 칭찬하는 말은 삶의 주름이 점점 펴지게 만들고 아름다워지는 삶을 경험하게 된다.
분명히 패배한 상황에서 승리를 고백하고, 분명히 모자란 상황에서 풍부함을 고백하면 자신이 말한대로 된다.

사람이 무엇을 심든지 그대로 거둔다고 하였다.
마음으로 가득한 말들이 사랑으로 충만한 말들이 당신을 새롭게 할 것이다.
당신의 믿음대로 되며, 당신의 소망대로 이루어진다.
너는 내 운명이 아니라 내 말이 내 운명이며 당신이 지금 하는 말이 바로 당신의 운명이다.

80~90세까지 살아오면서 무슨 생각을 가장 많이 하였고 무슨 말을 가장 많이 하였는가? 당신이 많이 한 생각과 말이 지금의 당신을 만들어 놨음을 알아야 한다.
부정적인 생각에서 긍정적인 생각으로 전환한다면 인생이 잘 풀리게 된다.
건강하게 장수하려면 정신이 지혜로워야 하며 그것이 지혜의 철학이다.
이 세상은 긍정적이고 좋은 일이 참 많다.
친절하고 지혜로우며 배려심이 많은 사람이 많으며 지금도 늦지 않았다고 아름다운 세상을 꿈꾸고 일하는 노인들도 있다. 그것은 아직 우리의 미래가 무한하게 남아있기 때문이다.

더 행복하고 더 건강하고 더 성공적인 미래의 삶을 살고 싶으면 나이 타령은 그만하고 부정적인 생각에서 벗어나야 할 때이다.

긍정적으로 살기 위해서는 나는 어떤 생각을 하고 있고 앞으로의 미래를 바라보는 관점이 무엇인가를 자신이 깨달아야 한다.
내가 생각하고 바라보는 만큼 나이가 많아 모든 게 절망적인가! 절대 그렇지가 않다. 긍정적으로 생각하면 정반대로 생각이 바뀌게 된다. 처음에는 생각을 바꾸기가 어렵지만, 자주 연습해야 쉬워진다.
예를 들어 '평생 자신이 한 일밖에 모르는데 이제 나이가 들어 어떻게 해'라고 부정적인 생각에서 '나는 손발이 있어 멀쩡하고 아직도 뭐든지 할 수 있어'하며 긍정적인 생각을 가지면 할 일을 찾게된다.

생각을 바꾸는 데는 독서만큼 좋은 게 없다.
머리가 명석하고 총명해지려면 뇌가 녹슬지 않게 책을 읽어야 한다. 그러면 아이디어가 샛별처럼 반짝이며 새로운 생각이 넘쳐난다.
한 번 이렇게 창의력이 생기게 되면 고구마 줄기에 매달려서 고구마가 연달아 나오듯이 우리의 뇌도 참신한 아이디어가 줄줄이 나오게 된다.

본 필자는 신간을 출간할 때마다 가까운 지인이나 친구에게 책 선물을 하려고 우편으로 발송한다.
주로 인생에 관한 것이나 인생 처세술과 건강 서적들이다. 그러면 꼭 읽고 답변을 주는 사람이 있는가 하면 '에잇 이 나이에 책은 읽어서 뭐해' 하며 책표지조차 거들떠보지 않는

벽창호같은 사람도 있다. 그런 사람은 아는 것이 없어서 건강도 나쁘며 노화도 빨리 와 삶이 뒤떨어진다.

책은 많은 정보가 들어있고 설사 내가 알고 있던 내용이라도 다시 한번 되새기게 만든다. 또한 글을 읽으면서 눈과 뇌에 자극을 주어 불면증, 우울증, 치매와 같은 건강에 좋으며 마음이 풍요로워짐을 느껴 삶의 윤활유가 돼준다.
또한 인생을 값지고 양질의 삶이 되도록 지침서가 되기도 한다.
자신을 명품 인생으로 만들고 더욱 건강한 삶이 되기도 하며 같은 나이 또래보다 20년은 젊게 살게 하므로 수명이 늘어나기도 한다.

그런데도 시간이 남아돌아 심심하다면서도 빈둥거리기만 할 뿐 책을 절대로 가까이하질 않는다.
이것 역시 부정적인 고정관념에서 벗어나지 못했기 때문이다.
그동안 책이 있어도 넘겨본 적이 없었어도 지금부터라도 시도해야 한다.
귀티나게 곱게 익어가는 사람이 하루아침에 지적이고 고상해 보이는 것이 아니다.
외모도 가꾸어야 하지만 마음에서 우러나오는 인품 때문이다. 제아무리 치장한 여성도 지성미가 없어 보이는 것은 내면이 비어있기 때문이다.

80~90이 되어도 첫인상이 귀티가 나며 고상한 사람, 보자마자 빛이 나는 사람, 언제봐도 지적인 사람, 변함없이 곱게 익어가는 품격은 내가 만들어가는 것이다.
평생 책을 가까이 한 사람의 얼굴이 편안하게 보이는 것은 늘 독서라는 비타민이 내 몸의 세포 하나하나를 채웠기 때문이다.
이런 사람들은 가진 지식이 많아서 있을 때는 존중하고, 없을 때도 칭찬하고, 곤란할 때는 도와주고, 은혜를 잊지 않고, 베푼 것은 생각지 않고, 서운한 것은 잊기 때문에 익어가는 사람이 된다.

상대방이 반드시 자기와 같은 의견을 가져야 한다는 생각을 하면 따르는 사람이 없어진다.
무엇이든 그 가치를 잘라 내는 마음을 가져서는 안 된다.
자기가 좋아하지 않는 것이라도 다른 사람의 행복을 위반하는 것이라면 무엇이든 해주는 것이 좋다.
그것이 바로 사랑이다.
사랑하는 동안에도 언제나 꽃길만 있는 것이 아니다.
가시밭길을 걸을 때도 따뜻한 빛을 비추는 태양처럼 버텨주어야 한다.
남을 따라 하고 다른 사람과 자신을 비교해서는 안 된다.
자신을 다른 사람과 비교하는 습관은 불만을 낳고 우월감을 낳는다.
잘난 사람을 보면 자신이 작아져서 기가 죽고, 못한 사람을 보면 힘이 솟는 결과를 낳게 된다.

'나는 안돼'라는 생각이 우세할 때 비교하는 것은 좋지 않다. 당신은 당신만의 장점과 단점 그리고 재능을 가진 존재이기 때문이다.
자신만의 인생 경험, 자신만이 생각하는 철학은 자신만이 독특한 존재라는 의미다.

다만 나만의 장점과 단점 그리고 나만의 재능을 얼마만큼 잘 활용하느냐에 달려있다.
인간은 누구나 무한한 잠재력을 지니고 있으나 태만과 게으름으로 무덤을 만들고 있다. 이제라도 나이 탓만 하지 말고 지혜로운 황혼의 삶을 꺼낼 때이다.
고인 물은 썩지만 흐르는 물은 맑듯이 집에 누워만 있지 말고 끊임없이 움직이면 오래 살 수 있다.

하루를 늘 즐거운 인생으로 살아야 평생이 즐거워진다.
성질을 느긋하게 가지고 여유 있는 모습을 보여야 한다.
조급한 사람이 언제나 손해 보고 세상을 먼저 떠난다.
지인과 돈 안 드는 카톡 대화를 나누고 좋은 일은 공유하면 마음이 풍요로워진다.
일병장수라는 말이 있듯이 병을 두려워하지 말고 무병을 과시하지도 말아야 한다. 오히려 큰 병이 와 단명할 수가 있다.
천년만년 사는 것 아니고 가져가지도 못하니 자기 몸에 투자하는 것을 아끼지 말아야 한다. 아끼던 사람이 어느 날 갑자기 사라지는 경우가 비일비재하다.

노인 열 명 중 아홉 명이 아프고 골골거리는 것은 자기에게 투자하지 않고 관리가 소홀했기 때문이다.
지혜로운 철학을 터득한 사람은 불로장생하여 행복한 노년을 보내게 된다.

'고정관념이 변하지 않는 사람은 인생이 바뀔 수가 없다. 생각이 바뀌면 인생이 바뀌고 인생이 바뀌면 팔자가 바뀐다.'

20. 독서의 힘이란

　독서는 지혜를 만들고 지혜는 삶의 철학을 만든다.
독서를 하면 아는 만큼 힘이 된다.
첫째 기억력이 좋아진다.
둘째 행동으로 옮긴다.
셋째 다른 사람과 합리적인 소통이 된다.
넷째 나를 반성하게 한다.
다섯째 꿈을 이루게 한다.

60이 넘어서 할 일이 없을 때 가장 하기 좋은 일은 독서다. 90세, 100세까지 잠만 자고 살 수는 없다. 잠은 죽어서나 많이 자면 되는 것이고 뭘 해야 할지 모를 때 가장 하기 쉬운 것이 독서다.
60대 중반에 건강검진에서 간암이 진행되니 길어야 3년이라는 시한부 선고를 받았다. 하지만 포기하지 않고 치료를 받으며 3년 동안 3천 권의 책을 읽으며 정보를 얻으며 마음을 편하게 먹었다.
그런 결과 건강에 대한 지식이 의사보다 더 많아졌고 과거 사업에 실패하였던 제품에 관해서도 연구하는 계기가 되어 독서로 전화위복(轉禍爲福)이 되었다.

독서는 희망이며 뇌를 건강하게 만드는 일이다.
생각하는 근육의 힘도 키우고 미래를 창조하는 계기도 만들어 준다.
독서를 많이 하면 사람의 생각이 성장하여 미래가 밝아진다.
우리나라 국민이 독서광이었다면 결코 묻지마 폭행과 살인 범죄가 없는 나라가 되었을지도 모른다.
범죄율은 국민의 수준에 비례하는 것이므로 못사는 나라일수록 범죄율이 높다.
몇 손가락 안에 꼽히는 대학의 인문학과에서는 일주일에 두 권씩 의무적으로 독서를 한 후 독후감을 내야 하고 특히 철학과 학생들은 독서를 많이 해야 수업에 참여할 수가 있다.
대학에서 독서를 제일주의 교육으로 삼고 있으니 다독한 학생들의 미래가 밝아 말이 필요 없는 참교육이다.

우리나라 국민의 70%는 책을 보지 않는다. 그나마 보는 것은 웹툰이고 그마저도 테블릿으로 본다. 세상이 변하여 책을 구매하고 소장하는 개념이 없어진지 오래다.
그러므로 뇌 건강과 시력은 좋아질리 없고 앞으로 점점 치매와 우울증 환자가 넘쳐나 노후가 비참해질 것 같은 불안이 생긴다.
나쁜 길로 빠지지 않고 노년까지 건강하고 일생이 행복하고 싶다면, 지금이라도 늦지 않았으니 책을 읽어야 한다.
시간 날 때마다 멍하니 멀뚱대지 말고 소파나 침대 머리맡에 책을 두고 틈틈이 독서 하면 노후의 인생이 새롭게 변하게 된다.

영국의 철학자 아리스토텔레스는 '아는 것이 힘이다'라는 명언을 남겼다.
그는 지식확립 방법으로 귀납법을 내놓았을 만큼 많은 책을 읽었다.
귀납이란?
개별적인 특수한 사실이나 원리로부터 그러한 사례들이 포함되는 좀 더 확장된 일반적인 명제를 이끌어내는 것을 귀납이라고 하며 이러한 귀납적 추리의 방법과 절차를 논리적으로 체계화한 것을 귀납법이라고 한다.

철학자만큼 독서를 많이 하는 사람도 없으며 그래서 지혜가 많고 인생의 사는 법을 가장 많이 알고 있다.
철학이란?
인간과 세계에 대한 근본 원리와 삶의 본질 따위의 지혜를 연구하는 학문으로 흔히 인식, 존재, 가치의 세 기준에 따라 분야를 나눈다. 자신의 경험에서 얻은 인생관, 세계관, 신조를 말하기도 한다.

철학은 지혜이기 때문에 밝아지는 학문으로 철학은 지혜를 사랑한다는 말이다.
솔로몬의 지혜와 같은 명판결을 내릴 수 있는 유능한 법관이 되려면 독서를 많이하여 철학자와 같아야 한다. 그러므로 사물을 꿰뚫어 볼 수가 있어 원망 없는 명판결이 내려지게 된다.

예부터 성인들이 철학적으로 이르는 말이 있다. 사나이 대장부라면
삼 년간 남의 집 종살이를 해봐야 한다.
삼만리의 세계 여행을 해봐야 한다.
삼만 권의 책을 읽어야 한다.
삼만 명의 사람을 알고 지내며 그들의 마음을 읽을 줄 알아야 한다.
독서를 하면 지적인 인품이 겉으로 드러나 빛이 나 달리 보인다.
이 세상에 독서만큼 읽는 대로 사람을 만드는 일도 없다. 부모의 백 마디 말보다 책을 통해 깨닫는 것이 훨씬 빠르다.
인간이 인간답게 살고 행복하게 살고 싶다면 배워야 하며 그 해답은 독서뿐이다.

유대인의 콜란의 솔로몬의 지혜는 독서를 통하여 얻어지는 것이다.
이스라엘 왕이었던 솔로몬은 하나님께 지혜를 달라고 늘 기도했다.
'하나님이시여 백성들을 누가 감히 재판할 수가 있겠습니까, 제게 백성들을 올바르게 다스릴 수 있는 지혜를 주십시오.'
다른 사람들은 부자가 되게 해달라든지 건강하게 해달라고 하는 것처럼 자기 자신을 위해서 기도했던 것과는 달리 이를

좋게 본 하나님이 솔로몬에게 지혜를 주었다.

어느 날 여행을 하던 두 사람이 길을 잃었다. 목이 말랐지만 마실 물이 없어 그때 한 친구가 숲속에 있던 나무의 껍질을 벗기고 그 진액을 그릇에 받기 시작했다. 이걸 마시면 좀 괜찮아질 거야. 이런 것이 솔로몬의 지혜이다.
그동안 많이 알려진 유명한 일화지만 다시 한번 강조하자면 솔로몬 왕도
'아이를 반으로 나누어 가져라'라고 말하자
아이 부모는 무시무시한 판결이라며 어떻게 반으로 자식을 나누라는 것인지 놀라워했다.

같은 집에 살고 있던 두 여인이 있었다.
그들에게는 각자 아이가 하나씩 있었다.
어느 날 밤 한 여자의 아이가 죽자 옆에 자고 있던 다른 여자의 아이와 바꿔치기를 하였다.
잠에서 깬 여자는 죽어 있는 아이를 보고 소스라치게 놀랬으나 곧바로 자신의 아이가 아님을 엄마로서 직감적으로 알게 된다.
바꿔치기한 여성은 자신의 아이라고 우기기 시작하였고 결국 재판이 열리게 되었다.
두 여인은 한 아이를 사이에 두고 서로 자기 아이라고 주장한다.

이 아이는 제 아이입니다.

제가 낳았어요
제가 키웠어요
제 아이입니다.
두 여인은 한 치의 양보도 없었다.
솔로몬 왕은 아이의 진짜 엄마를 찾아내어야 한다.
두 여인 모두 눈물을 흘리며 애원을 하니 누가 진짜 아이의 엄마인지 참으로 난처하였다.

솔로몬 왕은 한참 동안 고심하며 생각 끝에 결단을 내리게 되었다.
"그대들 중 누가 진짜 엄마인지 가려낼 수가 없구나" 그러더니 공정한 판결을 내리기 위해 재판장 가운데 선을 긋고 새근새근 잠자는 아이를 선 위에 눕히며 명하였다.
그리고는 양쪽에서 아이의 팔을 당기라고 하였다.
힘으로 아이를 가져온 사람이 진짜 어머니라고 말을 하자 두 여인은 잠든 아이의 팔을 서로 잡았다.
솔로몬 왕은 "시작"하고 외치자 한 여인이 곤히 잠든 아이의 팔을 사정없이 당기며 이 아이는 내 거라고 말했다.

그러나 한 여인은 아이의 팔을 차마 당기지 못하고 가슴 깊이 울고 있었다.
"그만 멈추어라." 솔로몬 왕이 외쳤다.
왕은 울고 있는 여인에게 말하였다.
"그대가 진짜 어머니였구나. 아이를 데리고 돌아가거라."
아이를 반으로 잘라서 갖겠다며 잡아당긴다면 엄청난 아이의 고통은 어떨까? 고스란히 죄 없는 아이가 당하니 친모는 그런 사실을 알기에 아이를 위해 할 수 있는 건 그저 힘을 놓고 있을 수밖에 없었다.

내 아이가 아니어서 힘껏 당기지 않은 게 아니라
내 아이가 아니어서 힘껏 외치지 않은 게 아니었다.
솔로몬 왕처럼 지혜는 어떤 일에 현명한 판단을 했을 때 사용되는 것이다.
가짜 엄마는 아이만 소유하고 싶어서 마음이 앞서 더 깊고 소중한 걸 보지 못한다. 중요한 건 아이다. 반으로 나눠서 가지겠다고 서로 당겼다면 과연 아이는 어떻게 됐을까?

진짜 엄마라면 그저 아이를 지키기 위해 조용히 물러서는 방법을 택할 뿐이다.
솔로몬 왕은 친부모라면 자식을 진짜로 반으로 나눌 리가 없다는 생각에서 한 말이었다.
이렇듯 지식이 아니라 지혜가 필요한 요즘 솔로몬의 지혜에 대해 생각해 볼 필요가 있다.

탈무드는 유대교의 경전이다.
탈무드에는 유대교의 역사, 관습, 윤리, 철학, 율법에 관한 내용과 유대인의 목사와 같은 스승인 랍비의 교훈과 가르침이 담겨있다.
이어서 도끼와 나무, 어린 과일나무, 등불을 든 이유, 선과 악, 눈에 보이지 않는 보석, 다른 사람을 이기는 법, 세 친구, 불만이 무엇인가, 수고를 통해 지혜에 대하여 알아보려고 한다.

①도끼와 나무
이 세상에 쇠가 발견되었을 때 온 세상의 나무들은 절망에 빠졌다.
"자, 이제 우리는 끝장이다. 저 단단한 쇠붙이가 우리를 자르기 시작한다면 꼼짝없이 다 베어지고 말겠지?" 나무들이 이렇게 탄식하고 있을 때 탈무드의 지혜의 철학에서는 "근심하지 마라, 너희들이 자루를 만드는 재목을 주지 않는 한 쇠는 너희들에게 상처를 입히지 못할 것이다"라고 말했다.

②어린 과일나무
나이 많은 노인이 앞뜰에다 어린 과일나무를 심고 있었다.
지나가던 사람이 그 모습을 보고 물었다.
"저 작은 나무를 지금 심으면 언제쯤이나 그 나무에서 과일 열매를 수확할 수 있을까요?"
"한 삼십 년 후에나 거둘 수 있지요" 하고 할아버지가 말했다.
그 남자는 놀라면서
"아니 그럼 할아버지가 백 살이 넘어서야 따서 잡수실 수 있겠네요?"
그 말에 할아버지는
"아니요. 내가 그렇게 오래 살 리가 없다는 것을 잘 알고 있소. 그러나 내가 이 세상에 사는 동안 이 뜰에 있는 나무에는 열매가 풍성하게 열렸지요. 그것은 내가 태어나기 전에 나의 할아버지가 과일나무를 심어두셨기 때문에 이제 나도 먼 손자를 위해서 같은 일을 하고 있을 뿐이요."라고 말했다.

③등불을 든 이유
어떤 사람이 깜깜한 밤길을 걸어가고 있었다.
그런데 맞은편에서 등불을 들고 다가오는 사람이 있어 가까이 왔을 때 보니 등불을 든 사람은 앞을 보지 못하는 장애인이었다. 이상한 생각이 들어 물었다.
"당신은 앞을 보지도 못하면서 왜 등불을 들고 다니십니까?"
그러자 그 장님이 대답하길
"내가 이 등불을 가지고 다니면 사람들이 내가 걷고 있다는 것을 알게 되고 따라서 서로 부딪히는 일이 없게 되니까요."

④선과 악
온 세상을 뒤덮는 홍수가 일어났다.
온갖 동물들이 선착장으로 몰려오고 그때 착한 선(善)도 헐레벌떡 달려갔다.
그러나 뱃사공은 말하였다.
"이 배는 짝이 있는 것만 태우지 짝이 없는 너는 태울 수가 없겠구나."
선(善)은 할 수 없이 되돌아서서 자기 짝이 될 상대를 찾아 헤매었다.

얼마 후 선(善)은 악할 악이라는 악(惡)을 데리고 가서 사공에게서 배를 탈 수 있게 허락받았다.
그 이후부터 선이 있는 곳에는 언제나 악도 함께 있게 되었다.
즉, 이 세상에는 양(陽)과 음(陰)이 있듯이 하늘이 있으면 땅이 있고 낮이 있으면 밤이 있고 불이 있으면 물이 있는 이치다.

⑤눈에 보이지 않는 보석
어느 날 랍비는 배를 타고 외국 여행을 떠났다.
함께 배를 탄 승객들은 모두 부자들로 갖가지 보석을 몸에 지니고 있었다.
여행 중 심심해진 사람들이 자신이 가지고 있는 보석을 자랑하기 시작하였다. 랍비는 물끄러미 바라보기만 하고 있는데 그때 한사람이 당신도 자랑할 만한 것이 있으면 내어서 보여달라고 하였다.

그러자 랍비가 말하였다.
"나는 누구보다 훌륭한 보석을 지니고 있소."
사람들은 무슨 뜻인가 하면서 서로의 얼굴을 바라보고 있을 때 랍비가 다시 말하였다.
"나는 누구보다 훌륭한 보석을 가지고 있으나 내 보석을 보여줄 수 없는 것이 유감이오. 왜냐하면 지혜의 빛은 눈에 보이지 않기 때문이오"
그 말은 사람들은 보석보다 지혜가 더 가치 있다고 하니 비

웃으며 가소로운 듯이 쳐다봤다.
사람들이 비웃고 있을 때 해적선이 와 사람들은 보석을 몽땅 빼앗기고 말았다.
그러나 랍비의 머릿속에 든 지혜만은 빼앗길 수가 없었다.
이렇게 모든 것을 돈으로 대신할 수 있어도 건강과 지혜만은 돈으로 살 수도 없고 빌릴 수도 없다.

⑥다른 사람을 이기는 법
어떤 사람이 이웃집에 가서 낫 좀 빌려달라고 하였다.
주인이 하는 말이 "나는 남에게 연장을 빌려주지 않습니다." 하였다.
하는 수 없이 빌리러 간 사람은 빈손으로 돌아올 수밖에 없었다.
그리고 얼마 후 이웃집 사람이 달려와서 급히 쓸데가 있어 그러니 말좀 빌려달라고 하였다.
그러자 "며칠 전에 내가 낫을 빌리러 갔을 때 무어라고 했는지 기억 안 나십니까?" 하고 물으며 "그러나 나는 당신에게 말을 빌려드리죠."라고 하였다.
이것이 사람을 이기는 참다운 방법의 지혜이다.

⑦세 친구
세 사람의 친구가 있었다.
첫 번째 친구는 언제나 반가워하고,
두 번째 친구는 그다지 소중하지 않은 친구이고,
세 번째 친구는 큰 관심을 두지 않는 친구였다.

어느 날 왕으로부터 곧 궁으로 들어오라는 왕명을 받았다. 무슨 일인지 알 수가 없어 궁궐에 들어가는 게 겁이 났다. 그래서 친구에게 찾아가서 함께 궁에 가자고 부탁을 했다. 부탁을 받은 첫 번째 친구는
"아니 내가 왜 같이 간단 말인가!" 하며 쌀쌀맞게 말했다.
첫 번째 친구에게 매정하게 거절당한 후 힘없이 두 번째 친구에게 찾아가서 부탁하였다.

두 번째 친구는
"그것참 안 되었네. 그런데 나도 궁궐에 가는 것은 어쩐지 겁이 나서 궁궐 앞까지만 같이 가겠네."라고 말했다.
그래서 마지막으로 세 번째 친구에게 찾아갔더니 이야기를 다 들은 친구는 손을 잡으며
"암 함께 가주고 말고 자네는 아무것도 나쁜 짓을 하지 않았으니 두려워할 것 없네."라고 위로해 주었다.

이 세 사람의 친구는 무엇을 의미하는 걸까?
첫 번째는 재산을 의미하므로 재산을 모으기 위해 그토록 애를 쓰지만 일단 죽은 후에는 모두 남의 것이 되고 만다는 의미이다.
두 번째 친구는 친척을 의미한다.
친척은 살아있는 동안에 서로 돕고 친하게 지내며 그 사람이 죽은 뒤에도 무덤까지 따라가 준다.
그러나 땅속에 묻힌 뒤에는 오래지 않아 그 사람을 잊고 자기의 삶을 살아간다.

세 번째 친구는 착한 일을 의미한다.
평소에 그다지 눈에 띄지 않고 관심을 갖지 않지만, 그 사람이 죽고 나면 살아있을 때 그 사람이 했던 착한 일은 오랫동안 기억되며 그 사람의 이름을 빛나게 하는 소중한 것이다.

⑧불만이 무엇인가?
키가 작은 사람과 키가 큰 사람이 친구였다.
어느 날 두 사람은 음식점에서 식사하게 되었다.
두 사람은 똑같이 스테이크를 주문했고 잠시 후 웨이트리스가 큰 스테이크와 작은 스테이크를 접시 하나에 담아왔다.
키가 큰 사람이 먼저 키 작은 사람에게 드시라고 먼저 권했다. 그러자 사양하며 서로 권하다가 키 작은 사람이 먼저 실례하겠다고 음식을 가져갔다.
큰 스테이크를 자기 앞에 옮겨 놓고는 쩝쩝거리며 맛있게 먹었다.
하는 수 없이 키가 큰 사람은 작은 스테이크를 먹을 수밖에 없었다.

식사를 다 마치고 키 큰 사람이 아무래도 불쾌했는지 말문을 열었다.
"나 같으면 먼저 손댔을 때는 작은 스테이크에 손을 댔을 텐데."라고 말하자
키 작은 사람이 말하였다.
"그렇다면 결국 당신이 원하는 데로 된 셈인데 뭐가 불만인 거죠?"

자기 자신의 몫에 불만이 없이 만족하는 사람이 풍족한 사람이다.

⑨수고
청년이 허락 없이 소를 잡은 죄로 체포되었다.
청년의 가족들은 배심원을 찾아 가 뇌물을 주면서 부탁을 하였다.
"제발 감옥에 가는 일은 막아주십시오. 벌금형으로 끝날 수 있도록 힘써주십시오."
그래서 청년은 재판에서 벌금형을 선고받게 되었다.
재판이 끝난 후 배심원이 청년의 가족들에게 말하였다.
"벌금형을 받게 하느라 정말 힘들었습니다."
이 말은 들은 가족이 말하였다.
"수고가 많으셨군요. 그래서 다른 배심원들은 징역형을 주장하던가요?"
그러자 배심원이 고개를 저으며 하는 말이
"아니요. 다른 배심원들은 무죄로 석방해야 한다고 주장했습니다."

⑩결과가 뻔하다.
유대인 두 사람이 이야기를 나누고 있었다.
"여보게 이번에 자네 친구 한 사람이 사업을 시작하면서 자네와 동업하기로 했다는 게 사실인가?"
"물론이지 그 친구가 원해서 응했네."
"그것참 이상하기로 자네처럼 돈 한 푼 없는 친구를 어째서

동업자로 택했을까?"
"무슨 말씀을 비록 돈은 없지만, 나에게는 누구보다도 풍부한 경험이 있다네."
"아 그렇다면 얼마 후에는 자네가 재산을 한몫 챙기고 그 친구는 경험이 풍부한 빈털터리가 되겠군!"
이 말은 사업이란 영리를 추구하여 이익을 얻는 일로 동업은 자본금을 투자한 만큼 이윤을 분배하는 것이 공평하다는 말이다.

⑪소변 검사
어떤 남자가 진찰을 받게 되었다.
의사가 소변을 검사해야 한다고 소변을 받아 오게 하였다.
그는 집에 돌아가서 큰 병에 소변을 가득 채워 가져왔다.
"너무 많이 받아오셨군요. 하긴 너무 적은 것보다는 낫지요." 의사는 놀리듯 말하고는 검사를 했다.
"아무 이상이 없습니다."하고 의사가 말하자 그 사람은 재빨리 우체국으로 가서 자기 집으로 전보를 쳤다.
[가족 모두 건강하니 안심하여라]

⑫배웅하지 않는 이유
사업상 거래를 끝낸 손님이 돌아가게 되었을 때 주인이 자리에 앉은 채로 말했다.
"그럼 안녕히 가십시오"
그러자 손님은 불쾌한 얼굴로 말했다.
"당신은 조금 전 다른 손님에게는 예의 바르게 문 앞까지 나가서 배웅하더니 내게는 왜 그렇게 하지 않는 겁니까? 그 사람은 3개월짜리 약속어음을 주었고 나는 현금결재를 하였는데 말이오."
그러자 주인이 웃으면서 말했다.
"바로 그 이유 때문입니다. 약속어음을 준 사람은 내 가게 앞에서 넘어져 다치기라도 하면 나는 큰 손해를 보게 될 테니까요."

21. 종교가 인생을 바꾼다.

 철학이란?
세계와 인간의 삶에 대한 근본 원리 즉 인간의 본질 세계관들을 탐구하는 학문이다. 자신의 경험에서 얻은 인생관, 세계관, 신조 따위를 이르는 말로 철이 든다고도 할 수 있다.
주관이 있는 사람은 자신만의 삶의 철학을 가지고 있다.
나는 이 세상을 이러이러하게 살아갈 것이야. 하며 자기 철학을 말하기도 한다.
세계적으로 유명한 철학자도 많아 많은 이들에게 울림을 주기도 한다.
석가모니, 공자, 예수, 소크라테스는 4대 성인이며 지혜의 등불과도 같은 철학자들이다.

옛날 계급사회의 제왕이나 현대의 김일성 3대 독재자에게는 철학이 필요 없었다. 그들은 '무치'이기 때문이다.
무치란?
그가 하는 것이 곧 법이며 부끄럼이 없는 사람이기에 무슨 짓을 해도 감히 탓하거나 질타할 수가 없다.
그래서 무륜(無倫)이라고도 한다.

역사는 폭군을 패륜이라 기록하나 제왕의 허물을 기록하지 않는다. 그러니 제왕은 무치, 무륜이다.
도덕이나 윤리가 없는 제왕과도 같은 북한의 김일성, 김정일, 김정은 3대의 세습정치에는 그들이 기쁨조에 빠져있을 때 누구도 지적할 수 없었다. 단점을 지적하는 행위는 존엄을 훼손하는 일로 충언하는 이는 곧 숙청 대상이 되기 때문이다.

무치, 무륜 의식을 가진 독재자들의 특징은 사람의 인권을 무시하고 생명을 경시하며 많은 사람의 목숨을 빼앗는다.
그들에게는 올바른 철학이 없기 때문이다.
오로지 자신의 부귀영화와 세습을 유지하기 위한 독재정책만이 그들이 가진 철학이다.

서양에 소크라테스가 유명한 철학자였다면
동양에는 공자와 석가모니가 대표적이다.
지금으로부터 2,500년 전 중국의 공자님이 유교 사상을 창시하고 오랜 세월이 흐른 지금까지도 모르는 사람이 없을 정도로 뿌리박혀있다.
그는 왕도 아니고 귀족도 아니었으나 그의 지혜의 철학은 바다와 같이 넓고 하늘과 같이 높아서 따르는 자가 많았다.
우리나라도 그의 유교 사상을 물려받아 석가모니의 불교와 함께 지대한 영향을 받았다.

공자께서는 인생이란? 가시나무 숲을 가치관이라는 솜저고리를 입고 지나가고 있다고 생각해 보면 솜저고리를 입고 가시나무 숲길을 뚫고 지나가면 솜저고리가 성할 리가 없는 것과 같다고 하였다.
이런저런 곡절을 겪다 보면 자기가 굳게 믿고 있던 가치관이 흔들리는 경우가 있게 마련이다.
따라서 세상에 자신이 도덕적으로 완벽하다고 자신의 가치관은 절대 흔들림이 없다고 말할 수 있는 사람은 거의 없다.
스스로 일생을 자신의 가치관대로 일관되게 유지할 수 없는데 타인에게 엄격한 잣대를 적용할 수 없는 법이다.
따라서 적당한 수준의 관용이 필요할 것이다.

공자님의 인생 명언
①어디를 가든지 마음을 다해라.
②상처는 잊되 은혜는 절대 잊지 말라.
③한사람에게서 모든 덕을 구하지 말라.
④허물이 있다면 버리기를 두려워 마라.
⑤절약 없이 낭비가 심하면 고통을 받게 된다.
⑥앞날을 결정짓고자 한다면 옛것을 공부하라.
⑦지나침은 모자란 만 못하다.
⑧스스로 존중하면 다른 사람도 그대를 존경한다.
⑨흠 없는 조약돌보다 흠 있는 큰 금강석이 더 낫다.
⑩충성과 신의를 첫 번째 원칙으로 지켜라.
⑪멈추지 않으면 천천히 가는지는 문제가 안 된다.
⑫실수를 부끄러워 말라. 부끄러워하면 실수가 죄악이다.
⑬화가 치밀어 오를 때는 그 결과를 생각하라.

⑭본 것은 기억하고 해본 것은 이해하여라.
⑮배우기만 하고 생각하지 않으면 얻는 것이 없다.
⑯생각하기만 하고 배우지 않으면 위태롭다.
⑰덕이 있는 사람은 외롭지 않나니 반드시 이웃이 있다.
⑱인간의 천성은 비슷하나 습관의 차이가 큰 차이를 만든다.
⑲내가 원하지 않는 바는 남에게 하지 말아라.
⑳모든 것에는 아름다움이 있지만, 누구나 그것을 보진 못한다.
㉑가장 현명한 자와 가장 어리석은 자만이 절대 변하지 않는다.
㉒가장 위대한 영광은 실패하지 않음이 아니라 실패할 때마다 다시 일어서는 데 있다.
㉓산을 옮기는 자도 작은 돌 하나를 옮기는 것부터 시작한다.
㉔인생은 참으로 단순하지만 우리는 그것을 복잡하게 만들려고 한다.
㉕훌륭한 사람은 항상 착함을 생각하고, 보통사람은 안락함을 생각한다.

인생은 사계절과도 같다.
봄에 새싹을 뿌리고,
여름에 무성하게 자라고,
가을에 추수를 하며
겨울은 봄을 위해 기다리는 시기다.
인생의 길에서 일희일비(一喜一悲)하지 말고 구름처럼 무심히 흘러가도록 두면 된다. 그리하면 사사로운 괴로움들은 분명히 구름처럼 유유히 지나간다.

동양의 철학자 중 가장 신망이 두터운 철학자인 공자가 세상에 남긴 말과 어록들은 지금까지 잊혀지지 않고 사람들에게 많은 가르침을 전해주고 있다.
옛 성현들의 좋은 말씀을 되새기다 보면 여러 가지 크고 작은 깨달음 속에 삶의 지혜를 얻을 수 있는데 말씀을 통해 얻는 지혜는 곧 지혜로운 생각이 되고 지혜로운 생각은 어진 말로 이어지며 어진 말은 곧 선한 행동으로 드러나게 된다.

공자는 어떤 인품을 가졌는가?
춘추전국시대에 아버지와 아들이 서로를 폭행하여 법정에 서게 된다.
사람들은 아들을 처형시키라며 아우성이었다.
재판장은 유교의 창시자 공자였다.
그는 사형 대신 아버지와 아들을 각각 3개월 감옥에 가두게 하였다.
두 사람은 옥살이하는 동안 서로가 뉘우치고 반성하게 되었다.
공자는 어짐을 상실하였기 때문이라고 하였다.
사람은 사람다워야 하는데 사람답지 못하여 가족을 사랑할 줄 모르기 때문이라고 하였다.

공자는 3살 때 아버지가 돌아가시고 얼마 후에 또 어머니까지 돌아가셨다. 19살에 결혼한 공자는 자식도 낳고 창고지기나 비천한 일을 하면서 늘 공부에 힘쓰며 많은 것을 배워 모든 사람이 존경하는 인물이 되었다.
그러자 많은 제자가 그를 따랐고 공자는 천하를 주류하다가 고향인 노나라로 돌아왔다.

선비들은 일하지 않고 글만 읽기 때문에 늘 가난과 굶주림에 시달리며 잦은 병마와 싸우며 살았다.
실력이 있는데도 왕의 자리를 마다하고 벼슬도 원치 않았고 오로지 책을 쓰며 후학 양성에만 힘을 써 지금까지 <논어>를 비롯해 다수의 철학적 사상을 담은 서적을 남겼다.
아들이 죽고 제자 안희가 죽자 공자는 74세에 병을 얻어 동양의 큰 별이 되어 생을 마감했다.

'너 자신을 알라'라는 명언을 남긴 그리스 철학자 소크라테스는 서양에서는 첫 번째 철학자였으며 공자보다 이후의 사람이었다.
그의 직업은 석공 군인이었으며 철학자로의 명성을 이룬데에는 그리스가 섬기는 신을 부정하여 500명의 배심원에게 사형표를 받아 71세의 나이로 사약을 받고 사형당했다.

세계 4대 성인은 모두 2,000년 전 사람들로
공자에게는 70명의 제자가 있었고,
석가모니는 10명의 제자
예수 그리스도는 12명의 제자

소크라테는 18명의 제자가 있었다.
소크라테스의 제자 중 플라톤이 스승의 사상을 책으로 편찬하여 기록으로 남길 수 있었다.

소크라테의 얼굴은 둥글고 크며 이마가 벗겨지고 개구리처럼 툭 튀어나온 눈에 주저앉은 납작한 코, 두툼한 입술 작은 키, 거미처럼 튀어나온 배, 그리고 뒤뚱거리는 걸음걸이와 거친 피부까지 한마디로 완벽한 추남이었다.
소크라테스의 못생긴 외모는 어린 시절 놀림감으로 장안의 화제였다. 그러나 주위 사람들이 아무리 놀려도 밝고 건강하였다.

그는 자신의 외모를 오히려 사람들에게 자랑하듯이 우스갯소리를 하였다.
자기 눈은 사방을 볼 수 있도록 툭 튀어나온 것이며 납작코라서 냄새를 더 잘 맡는다고 말하였지만, 사람들은 비웃었다.
그의 제자인 플라톤이 회고한 바에 의하면
용모가 추남인 반면 체력은 무척 강건하여 신발도 신고 다니지 않고 추위에 밤새워 말술을 마셔도 끄떡없었다.
대담성도 갖추어 세 번의 전쟁에 참가하여 용맹을 떨치기도 하였다.

그리스의 수도 아테네에서 조각가인 아버지와 산파인 어머니 사이에서 태어난 그는 부친이 종사하던 작업이나 가족을 등

한시한 채 후진 양성에만 전념하였다.
그에게 많은 제자가 따르고 있었는데 그 가운데는 상류층 출신도 많이 끼어 있었다.
소크라테스는 무보수로 이들을 가르쳤고 기껏해야 저녁 한 끼로 만족하였다.
특별한 수입이 없었던 그가 어떻게 생계를 유지해 나갔는지 궁금한 대목이 아닐 수 없다.

아내인 크산티페가 남편을 비난한 악처라는 것은 전설처럼 내려온다.
아내는 소크라테스가 돈도 없는 주제에 맨날 돈 많은 사람(대표적으로 플라톤)과 사색한답시고 수다나 떨러 다니는 남편으로, 집안 살림은 크산티페가 다 책임졌다. 소크라테스가 물려받은 석공소도 운영에 무관심하여 크산티페가 직접 운영했다. 그래서 그녀는 남편이 철학자라는 직업을 갖지 못하도록 온갖 방법을 다 썼다.

집에서는 지옥을 방불케 할 정도로 남편을 못살게 굴었고 심지어 남편을 뒤쫓아가 시장 한복판에서 옷을 마구 잡아당겨 찢어지기까지 하였다.
이에 대한 친구들의 비난이 쏟아졌음에도 불구하고 소크라테스는 전혀 개의치 않았으며 끈질긴 인내심으로 잘 견뎌냈다.

아닌 게 아니라 그녀가 남편을 들볶아 대어 얻어지는 것이 있었으니 아내가 못살게 굴면 굴수록 남편 소크라테스는 불화가 끊이질 않으니 집을 나와 그의 철학적 담화에 빠져들었고 이리하여 그는 비로소 제일의 철학자가 될 수 있었다. 만일 그가 서재에만 파묻혀 지냈더라면 결코 유명한 소크라테스가 되지 못했을 것이다.

그러나 이런 크산티페가 소크라테스를 내쳤다는 기록은 없으며, 외려 소크라테스가 사망할 때 그의 죽음을 슬퍼하며 울었다는 기록이 남아있다.
크산티페가 물론 다혈질 기가 있었고 잔소리에 자주 티격태격하긴 했지만, 부부관계가 파탄 날 정도로 심각한 건 아니었다. 하여튼 이런 점들을 종합해 볼 때, 크산티페가 악처라고 전해지는 것은 다툼이 많은 친구를 악우(惡友)라고 하는 것처럼, 단어 그대로의 의미가 아닌 것으로 보인다.
어느 날 한 제자가 물었다.
"선생님 결혼하는 것이 좋습니까? 하지 않는 것이 좋습니까?"

이에 대한 소크라테스는 다음과 같이 대답하였다.
"결혼하게 온순하고 착한 아내를 얻으면 행복할 것이고, 성격이 사나운 악처를 만나면 철학자가 될 걸세."
철학자 가운데는 현모양처에 걸맞은 아내를 가진 경우도 있고, 소크라테스처럼 악처의 대명사인 아내를 둔 경우도 있다.
부유한 철학자도 있고 가난한 철학자도 있다.
좋은 집안 출신도 있고 비천한 가정 출신도 있다.

공자나 토정비결을 쓴 이지함처럼 외모가 반듯한 경우도 있고, 소크라테스나 칸트처럼 키가 작거나 몸이 왜소한 사람도 있으며 추남도 있다.

세상은 어느 나라이고 간에 신언서판(身言書判)을 중요시한다. 생김새, 말씨, 글씨, 판단력 등 사람을 볼 때 제일 먼저 외모로 판단하는 것이 인지상정이다.
하지만 사람의 가치는 외모에만 있는 것도 아니고, 돈이 많고 적음에 있는 것도 아니다.
사람은 됨됨이가 되는 인성으로 판단하는 것이다.

소크라테스는 지혜를 추구하고 인생의 근본적인 질문을 탐구하는 데 평생을 바쳤다.
독특한 교육 방식과 끊임없는 진리 추구를 통해 당시의 통념에 도전하고 서양철학의 토대를 마련했다.
소크라테스는 귀족이나 부유한 가정에서 태어나지 못해서 소박한 배경임에도 불구하고 현실의 본질, 미덕의 의미, 인간 존재의 목적을 이해하고자 하는 호기심과 불굴의 열망을 지니고 있었다.

그는 다른 철학자와는 달리 그의 생각을 책으로 쓰지 않았고 제자에 의해 글로 전해져 왔다.
소크라테스는 다른 사람들이 자기성찰과 자신의 무지에 대한 더 깊은 이해로 이끌고자 했다.
그는 진정한 지혜는 자신의 지식 부족을 인정하는데 있다고 믿었다. 그래서 제자들에게 무료로 가르쳤다.
"나는 내가 아무것도 모른다는 것을 알기 때문에 내가 똑똑하다는 것을 안다." 유명한 말을 남겼다.

자신의 무지에 대한 이러한 자각은 모든 것에 의문을 제기하고 당시의 기성 권위에 도전하는 원동력이 되었다.
아테네 시민들은 그의 카리스마 넘치는 성격과 그가 제공하는 지적 자극에 매료되었다.
"성찰하지 않는 삶은 살 가치가 없다."라고 말한 그의 가르침은 자기 자신도 모르는데 어떻게 잘 살 수 있는지, 내가 알고 있는 것도 진짜 알고 있는건지 스스로에게 질문을 던지면서 나는 어떤 사람인지 자각하고 성찰해야 성장한다는 의미이다.

소크라테스에게는 세 아들이 있었다. 자녀들은 어머니의 성격과는 정반대로 아버지인 소크라테스의 온순한 성격을 닮았다.
그는 주로 철학적 탐구와 토론에 집중했으므로 악처로 소문났던 아내 이외에 사생활에 관한 내용의 거의 전해지지 않는다.
그가 말한 내용에는 가정생활에 대한 강조가 없어 수수께끼였으며 대신해 진리와 지혜를 추구하는 것이 세속적인 애착과 책임보다 우선해야 한다고 믿었다.

소크라테스는 끊임없는 진리 추구와 다른 사람들의 신념에

모순이 있음을 폭로하는 그의 성향 때문에 아테네에서 그를 추앙하는 동시에 적으로 만들었다.
또한 소크라테스는 일생 여러 중요한 인물들과 교류하면서 철학적 발전에 결정적인 영향을 받았으며 그의 가르침에도 영향을 미쳤다.

제자 플라톤은 스승의 지적 능력과 철학적 접근방식에 매료되어 가장 헌신적인 추종자가 되었다.

플라톤은 소크라테스가 주인공으로 등장하는 수많은 대화를 책으로 펴내어 소크라테스의 사상을 보존했을 뿐만 아니라 그의 가르침을 문학적 맥락에서 제시하기도 하였다.
유명한 극작가는 희곡<구름>에서 소크라테스를 희극적으로 묘사하여 유명해 졌다. 풍자적인 희곡 묘사는 아테네 사회에서 소크라테스가 어떤 존재였고 어떤 영향을 미쳤는지 잘 보여주었다.
4대 성인 중 나머지 예수와 석가모니에 관한 철학은 다음 기회에 전하기로 한다.

22. 세계 10위인 나라

　어느 신문사에서 기고한 글의 제목이다.
<이렇게 좋은 나라를 만들어 놓고 제발 정신 좀 똑바로 차리자.>
세계 여러 나라를 여행해본 경험으로 지구상에서 우리 대한민국만큼 좋은 나라를 찾기 어렵다.
불과 몇 년 만에 후진국에서 개발도상국이 되더니 이제는 선진국반열에 올라서서 원조를 받던 나라가 원조를 하는 나라가 되었다.

살기 좋은 선진국으로 국민의 생활은 풍요로워졌다.
우리나라의 우수성은 너무나도 많고 외국인이 인정하는 것들도 많다.
①치안이 확보된 나라이다.
세계 어느 곳을 가더라도 밤거리를 안심하고 다닐 수 있는 나라는 얼마되지 않는다. 특히 여자들이 밤에 마음 놓고 다니는 것은 우리나라와 일본 이외에는 없을 만큼 드문 일이다.
특히 새벽까지 문을 연 가게나 밤에 골목을 다니는 것을 보고 얼마나 치안이 잘되어있는지 알 수 있다.
선진국 미국은 총기 소지가 가능해 늘 불안해하며, 남미의 호주나 뉴질랜드도 해가 지면 집안에만 있어야 할 정도로 치안이 좋지 않다. 유럽도 소매치기가 많아 물건을 잃어버리는 게 다반사다.

②의료시스템이 좋은 나라
몸이 불편하면 우리나라만큼 병원이용이 수월한 나라가 없다.
너무나 저렴하여 외국인들에게 '의료 쇼핑'이라는 수식어가 붙을 정도이다.
진료와 치료 입원하는 것을 의료보험에서 거의 공제된다.
미국만 하더라도 의료비가 고가여서 병이 나도 병원 가기가 부담되어 꺼리게 되어 병을 키우는 경우가 많다고 한다.
선진국인데도 의료시스템이 발달하지 않아 병원비가 비싸서 병이 나면 패가망신할 정도이다.
우리나라는 의료보험료를 많이 내는 기업과 고소득 재벌들에게 고마워해야 한다.

③도로가 잘 되어있는 나라
현재 우리나라는 뛰어난 인적 자원을 바탕으로 건설은 물론 반도체, 자동차, 전자, 조선 등 여러 산업 분야에서 첨단 기술 제품을 만들어 세계 여러 나라로 수출하고 있다.
우리나라의 도로망은 국내 어디를 가든 사통팔달 일일생활권으로 다녀올 수가 있다. 도로가 발달하고 교통이 발달함에 따라 사람과 물자 간의 이동이 더욱 활발해져 교통이 편리한 곳을 중심으로 많은 공장이 생겼고, 일자리가 늘어나 인구가 집중하기 시작하면서 도시가 성장하고 경제가 발전하였다.

일본의 경우 신칸센을 비롯하여 철도가 거미줄처럼 잘 발달하여 있으나 교통비가 살인적이다.
자동차도로는 한국이 더 눈부시게 발달하여 있으며 자동차는 휴대폰만큼 많으며 매년 신형모델의 신차가 나오면 바꾸느라 중고시장에 나오는 차들이 거의 새 차 수준이다.
그런데도 폐차로 버려지는 차도 무수히 많다.

④편의 시설이 잘 되어있는 나라
우리나라의 편의 시설이 잘 되어있는 것 중 화장실과 편의점은 세계에서 가장 뛰어나다.
휴게소나 공원 공공시설의 화장실은 안방보다 더 깨끗하며 무료로 이용할 수 있다.
냉난방, 휴지, 비누 등도 잘 구비되어 있으며 여성 화장실의 경우는 생리대 자판기도 설치되어 있다.
편의점의 경우는 수요가 많아 접근성이 좋으며 웬만한 물건이 다 있어서 생활하기에 편리하다.

⑤공무원이 대우받는 나라
공무원들은 청렴해야 하므로 뇌물을 받지 않는다. 그리고 민원인에게는 자세를 낮추어 겸손하다.
업무는 신속하게 처리하며 민원인과 다투는 일이 거의 없다.

교통단속에 걸려도 스티커 발부 시 잘 봐 달라고 몇만 원을 슬쩍 건네도 뇌물공여죄로 죄가 더 커진다.
공무원의 이미지가 좋아지고 안정된 급여, 정년이 보장되어 연금으로 노후가 안정되므로 공무원을 희망하는 사람들이 늘어난다.

⑥애국심이 투철한 나라
독도를 일본으로부터 뺏기지 않으려고 노래를 부르며 지키고 있다.
북한에서는 호시탐탐 핵무기로 위협하고 있으나 우방과 동맹을 맺어 북한보다 그 이상의 국방력을 키우고 있다.
군대의 사기를 올리고 향상시키기 위해 병사의 월급을 200만 원까지 올리고 초급 장교의 연봉도 5,000만 원 가까이 된다.
특전사나 해병대를 지원하는 병사가 넘쳐나며 군입대를 꺼리거나 탈영하는 군인이 없이 국방의 의무를 다한다.
월드컵이나 올림픽을 할 때 전 국민이 똘똘 뭉쳐서 하나가 되어 대한민국을 외치며 애국심을 불태운다.

⑦휴식 문화가 풍성한 나라
주말이 되면 야외로 놀러 나가는 주차행렬은 전국 고속도로를 꽉 메운다.
고급 레저카는 해마다 늘어 차 속에서 온 가족이 캠핑을 하며 주말을 보낸다.
평일에도 카페에서 여유를 즐기는 사람이 많아 짙은 커피 향은 실내를 가득 메우고 좌석마다 떼를 지어 앉아 대화를 나누며 웃음꽃을 피운다.
언제부터 커피에 그리 중독되었는지 한 집 건너 카페가 있고 거리에는 일회용 컵에 빨대를 꽂아 한 손에 쥐고 걸어 다니는 사람들이 많다.

퇴근 후의 밤 문화는 홍대 거리가 아니더라도 지방 도시마다 로데오거리에는 젊은이들로 물결을 이룬다. 밤새워 마시고 떠들고 노래와 춤으로 불야성을 이룬다.
치안이 안전하다 보니 밤 문화가 잘 되어있어 외신들은 무슨 난리가 난 것처럼 보도하지만 정작 한국의 젊은이들은 아랑곳하지 않는다.
대한민국은 하루가 다르게 변화하고 있다. 잘 먹고 잘살아서인지 평균신장도 크고 인물들도 하나같이 예쁘고 잘생긴 사람들로 넘친다.

⑧먹거리가 많은 나라
거리마다 골목마다 맛집이 즐비하다.
낮이나 밤이나 식당 이모들의 서빙은 바쁘게 움직이고 식도락을 즐기는 사람이 넘친다. 금강산도 식후경이라고 우선 배부터 채우고 나서 시작을 한다. 그리고는 아랫배가 나온다고 또 살을 빼는 다이어트를 한다.
밤이면 치맥과 야식을 즐기고 잠자리에 들고 먹거리가 풍요로워지니 젊어서부터 성인병을 자초하는 단점이 생긴다.
너무 잘살아서 하고 싶은 것 먹고 싶은 것을 마음껏 하므로 고생을 모르고 호강에 겹다.
핸드폰에 입력해 놓은 맛집 전화는 손가락 한 개만 터치하면 배달해주어 문 앞까지 총알처럼 도착한다.

방금 나온 음식은 따끈따끈하면서 음식 냄새는 코를 자극한다. 집에만 가만히 앉아있어도 맛있는 음식을 삼시 세끼 야식까지 먹을 수 있어서 나이가 많아서 아프거나 음식을 못해도 먹는 데에는 문제가 없다.
세계적으로 유일하게 우리나라만이 배달시스템을 갖추고 있다.
선진국에서는 돈이 있어도 이렇게까지는 없고 그나마 피자나 파스타 배달이 고작이다.
배달업체들은 경쟁이 치열하게 빠르게 배달하여 오토바이 배달 사고가 위험하고 서비스 빠른 만큼 수수료를 터무니없이 올려서 문제시되고 있다.

⑨세상을 바꾸는 여성의 나라
여자에게 말 한마디 잘못 건드렸다가는 큰코다치는 세상이다.
모두가 법을 꿰고 있어 눈을 부릅뜨면 남자는 꼬리를 내리고 싹싹 빌어야 하고 그렇지 않으면 고소당한다.
게슴츠레한 눈으로 자신을 바라보아서 수치심을 느꼈다고 성희롱을 당했다고 말한다.
아슬아슬하고 과하게 노출한 옷은 초미니스커트에 배꼽이 빼꼼히 보여 반나체에 가까운 옷차림이다.

사람들의 관심을 받으려고 거리를 활보하면서 정작 자신을 바라보는 시선이 마음에 걸리면 성희롱이라니 눈이 있어도 보지 말라는 것인지 헷갈린다.
법은 여인 천하 시대가 되었다.
여성이 수치심을 느낀다고 하면 법은 여성의 편을 들어준다.
이런 상식을 모르는 남성들은 여전히 고소를 당해 성희롱, 성추행, 성폭력으로 법정에 서는 경우가 연간 수만 건이다.
여성의 권익 신장으로 인해 여성 CEO, 여성 정치가, 여성 법률가, 의사 등 여성이 직장에서 ⅓을 차지하여 똑똑한 여성들이 세상을 휘젓고 있다.
세상을 다스리는 것은 남자지만 그 남자를 지배하는 여자라는 말이 현실로 다가온 시대가 되었다.

⑩ 옷이 넘쳐나는 나라
옷이나 양말을 꿰어서 입는 시대는 호랑이 담배 피우던 옛날 이야기가 되었다.
지금은 옷이 넘쳐 옷 수거함에는 멀쩡한 옷들이 쌓여 있고, 버려진 옷들이 산을 이룬다.
유행이 지나서 안 입고 컬러가 마음에 들지 않아서 안 입고 이래저래 안 입는 옷들이 짐이 되어서 내버리는 게 너무나 많다.
공짜로 옷 수거함을 거두어 가는 헌 옷이나 구제 옷 회사들은 선별하여 저개발국으로 근수를 달아서 수출하고 국내에는 구제 소매점에 공급하기도 한다.
가산디지털 지하철역 앞 로데오 거리는 의류 천국이다.

신상으로 의류회사에서 막 쏟아져 나온 옷인데도
정장 한 벌에 99,000원
콤비 한 벌에 99,000원
계절별 롱 코드도 99,000원에 판매한다.
연예인도 입을법한 세련된 옷들이다 보니 계절마다 매년 구매하는 것이 자연스러워졌다.
이렇게 의류비가 저렴하여 TV홈쇼핑에서도 가장 많이 판매되는 것이 의류이며 카드 결재로 하루만 지나면 배송되어 온다.
먹고 입고 버리는 것이 풍부한 나라가 대한민국이다.

⑪IT 천국인 나라
이 세상은 스마트폰 시대이다.
초등학생부터 고령층까지 스마트폰이 없는 사람이 없다. 전 국민 100명 중 95명이 핸드폰을 소유하고 있으며 보급률 세계 1위이다.
스마트폰을 생산하는 삼성전자는 매년 신모델을 내놓아 젊은 층에서는 매년 신모델로 바꾸기도 한다.

2012년에 단순 핸드폰에서 인터넷이 가능한 스마트폰으로 발전하였고 스마트폰으로 검색창에 검색하거나 동영상이나 유튜브로 알고 싶은 정보를 다 찾아볼 수가 있다. 동영상을 문자로 퍼 나르는 사람들 때문에 공해가 될 정도이다.
지하철과 버스 안에서 그리고 거리를 걸으면서도 어린 학생부터 노년까지 습관적으로 스마트폰을 들여다본다. 이로 인해 집중하다가 불의의 사고가 일어나기도 하고 점점 독서 하는 인구가 줄어드는 단점도 생긴다.

유익한 점도 너무 많지만, 스마트폰을 보면서 시력이 나빠지고 밤에는 불면증 때문에 잠을 못 자고 고개를 숙여서 봐 척추가 굽어지거나 목디스크로 건강을 해치므로 하루 두 시간 이상은 삼가야 한다.
세상 돌아가는 일을 거의 스마트폰 안에 담겨있으니 과학의 이기임에는 틀림이 없으나 반대로 부작용들도 생겨난다.
건강을 해치면서까지 스마트폰을 지나치게 사용하는 것은 지혜롭지 못한 일이다.

⑫인구 감소가 세계 1위인 나라
좋은 일이 있으면 나쁜 일이 생긴다.
이런 것이 이 세상을 살아가는데 호사다마(好事多魔)의 이치다.
사람은 온갖 좋은 일만 누리며 승승장구하지는 않는다.
잘 먹고 잘살다 보니 인간에게 한계가 온 것인지 결혼을 하지 않고 결혼을 하더라도 아이를 낳지 않는다.
2024년에 해외동포까지 합쳐 지금 대한민국의 인구는 약 5,172만 명이며 성 비율은 여자가 조금 더 많다.
2016년부터는 출생아 수가 줄어드는 반면에 사망자 수는 계속 늘어남에 따라 인구가 감소하고 있다.

권역별 인구표 (2023년 11월 기준)

수도권	26,012,552명	50.67%
부울경	7,652,867명	14.91%
충청권	5,552,991명	10.82%
호남권	4,981,880명	9.70%
TK권	4,932,306명	9.61%
강원권	1,528,635명	2.98%
제주권	675,845명	1.32%
합계	51,337,376명	100%

세대수는 21,825,601가구인데 이 중에 750만 가구가 1인 가구이다.

세계 인구는 점점 늘어나는데 반면 대한민국이 가장 낮은 출생률로 인해 인구가 감소하고 있다.
이렇게 출생률이 낮은 이유는 둥지는 없는데 알만 나으라고 하느냐.
결혼 적령기가 되어도 도저히 집값이 비싸 마련할 수가 없고 여성들이 직장에 다니느라 결혼 후 임신과 출산에 대한 부담이 높기 때문이다.
이대로라면 50년 후 우리나라 인구는 3,000만 명으로 줄어들고 100년 후에는 지금의 5천만 명에서 1천만 명으로 줄어들 것으로 내다보고 있다.

인구가 적으면 나라가 존폐위기에 몰리며 경제력이 없어져 약소국가가 되어 못사는 나라로 전락하게 된다.
인구가 감소하는 가장 큰 원인은 한국 남녀 청년 모두 '결혼자금 부족'의 이유로 결혼을 안 하고 있어서이다. 결혼하면서 준비해야 하는 혼수들 그리고 가장 큰 비용이 들어가는 신혼집 마련이 어려워 결혼을 하고 싶어도 섣불리 하지 못하는 것이다.

30대 662만 7,045명 중 혼인을 하지 않은 사람이 5,227명으로 무려 42.5%이며 거의 절반 가까운 사람이 독신으로 살고 있다.
40대도 남자가 40% 미혼이고 여자는 5명 중 1명이 미혼으로 여성이 40대가 되면 수태율이 떨어져 인구는 점점 감소할 수밖에 없다.

결혼해도 딩크족으로 사는 이유는 아이를 낳으면 키우기가 힘들어 경제적인 부담이 크기 때문이다. 그러므로 나라에서 정책을 마련한다고 하지만 뾰족한 방안이 없는 한 30, 40세대의 마음을 움직이기에는 역부족이다.
과거와는 달리 여성들의 사회적 활동과 지위가 높아지면서 수입이 생기므로 굳이 결혼의 필요성을 느끼지 못한다고 한다. 그만큼 결혼이란 게 예전만큼 필수가 아니라 선택으로 여기고 있다.

23. 존경받는 어르신

　우리의 일상적인 행동은 습관에 의해 주도되고 건강한 생활을 위해 건강한 생활습관을 형성해야 합니다.
금연과 절주는 필수고, 규칙적인 운동과, 충분한 수면, 균형 잡힌 식습관으로 바꾸어야 합니다.

이제는 질환을 '생활 습관병'으로 불리며 올바른 생활습관은 아름답게 늙어가는 척도입니다.
늘 질병에 시달리느라 고통받는 사람에게 어느누구도 그런 환자에게는 곱다거나 우아하다고 하지 않습니다.
오로지 건강미가 넘치고 사람 노릇으로 제구실을 제대로 하는 사람에게만 우아하고 곱게 늙었다고 칭찬하게 됩니다.

그런 칭찬을 받는 사람은 꼭 적당한 운동을 시간을 내어 규칙적으로 하며 늘 자주 움직입니다.
고인 물은 썩지만 흐르는 물은 썩지 않고 신선한 것과도 같은 이치이기 때문에 혈액순환이 원활하기 때문입니다.

이런 사람은 충분한 휴식과 숙면을 합니다.

하루에 꼭 8시간 푹 자며 낮에는 한 시간 정도 낮잠으로 심신의 피로를 풀어주면 몸이 가벼워지며 활력이 생겨나 기력이 생겨납니다.
수면이 부족한 불면증은 치매를 유발하고 면역력이 떨어져 각종 질병이 찾아옵니다.
과유불급이라는 말이 있듯이 과식도 나쁘며 숙면도 8시간 이상 자면 나쁩니다. 뭐든지 균형있게 적당하게 유지하여야 아름답게 익어가는 사람이 됩니다.

그리고 만물은 음양의 이치에서 비롯됩니다. 낮이 있으면 밤이 있고, 불이 있으면 물이 있고, 높은 곳이 있으면 얕은 곳이 있습니다.
인간도 남자가 있으면 여자가 있으므로 인생을 같이하게 합니다.
잦은 스킨십과 성생활은 사랑을 주고받기 때문에 곱고 아름답게 익어가게 합니다.

사랑하면 노화가 늦어지고 얼굴이 예뻐집니다.
사랑의 필수조건은 상대방에게 호감을 느끼게 하기 위한 외모관리입니다.
마음의 감정이 불타오르면 운우지정을 나누게 되어 우아하게 되는 지름길로 명약입니다.
이성에게 관심이 없다면 감정이 사라졌다는 증거로 몸이 불편하여 괴롭거나 늙어서 감정이 사라졌으므로 곱게 익어가는 시대라 할 수 없습니다.

이런 시기가 오면 집안에만 있지 말고 밥 수저를 놓자마자 문을 박차고 나가서 산책하거나 노인정이라도 가서 사람을 만나 대화를 나누어야 합니다.
나는 이제 틀렸어 자포자기하며 인생을 포기한다면 점점 쇠약해져서 자거나 눕게되므로 명을 재촉하는 것과 같습니다.
근심, 고민, 걱정, 스트레스를 줄이고 편안한 마음을 갖는 것이 중요합니다.
나이가 들었어도 살다 보면 별의별 일들과 부딪히게 됩니다. 그럴 때는 언제나 평정심을 잃지 말고 긍정적인 마음으로 합리적인 생각을 하면 곱게 익어갈 수 있습니다.

노화는 막을 수는 없지만 늦출 수는 있습니다.
나이가 들었어도 매일 샤워하고 화장품을 바르고 향수를 사용하면 노화를 늦추고 곱게 늙습니다.
80대가 되면 주변에 알았던 지인들이 70%가 저세상으로 사라져가 열 명 중 3~4명만 남습니다. 한 살 한 살 더 먹어갈수록 작은 것이라도 베풀어 큰 그릇이 되어야 마음이 풍요로워집니다.

노년은 돈을 벌어 재산을 모으거나 경제활동을 하는 시대가 아닙니다.
자신의 건강을 위하여 투자하고 지인과 가까워지기 위하여 지갑을 열어 밥을 사고 차도 한 잔 사야 우아하고 곱게 익어가는 시대입니다.
밥도 김밥이나 짜장면을 먹지 말고 맛집을 찾아서 맛있는 것으로 먹어야 합니다.
나이가 들어서도 남에게 얻어먹으려만 하고 베풀지 않는다면 추하게 늙어가 멸시받게 되며 나쁘게 평판이 납니다.

욕심 많고 인색한 사람은 하루 삼시세끼 제대로 챙겨먹지 않아 곱게 익어갈 수 없습니다.
사람답게 살아가야 하며 나이가 들면 온화하고 따뜻하여야 합니다.
불평불만이나 남을 험담하는 것은 독이 되고 마음과 몸이 냉하게 되므로 그런 사람은 흉하게 늙어가게 됩니다.
잘 물든 단풍이 봄꽃보다 예쁜 것은 봄꽃은 떨어지면 지저분하여 주워가는 사람이 없지만 잘 물든 가을 단풍은 떨어져도 서로 주워가려고 합니다.
그래서 잘 늙으면 젊은 청춘보다 더 아름다운 황혼을 만들 수 있습니다.

나이가 들어서는 노욕을 내려놓아야 합니다.
아무리 의욕 있고 하고 싶어도 욕심을 과하게 부리면 아름답게 보이지 않고 추하게 느껴지기 때문입니다.
그러므로 나이답게 절제하여야 합니다.
젊어서는 무리하여 과로로 하룻밤만 푹 자고 나면 아침에 거뜬하게 일어나지만 늙어서 과로하면 간이 상하고 기력을 잃어서 회복하기가 힘듭니다.

가을 찬비가 오면 갑자기 추워지듯이 과로해서 쓰러지면 초췌해지고 급격하게 늙습니다.
그래서 노인은 더운 여름이나 추운 겨울에는 외출을 삼가고 힘든 일을 하면 안 되며 의욕이 있어도 성질을 죽이고 느긋해야 합니다.
사나운 사자는 12년 밖에 못 살지만 느긋하고 온순한 거북은 200년을 사는 이치를 깨달아야 합니다.
때로는 아는 것도 모르는 척 그러려니 하고 참고 넘어가는 것도 어르신으로 대접받게 하는 지혜입니다.

과식은 금물입니다.
에너지가 넘치면 비만이 되고 독이 되어 나이가 든 노인들은 소식만으로도 에너지 사용이 충분합니다.
특히 저녁은 6시에 하고 잠은 저녁식사 4시간 후인 10시쯤 잠이 들어 8시간 숙면 후 아침 6시에 기분 좋게 기상하여 따뜻한 물을 한 컵 천천히 드시는 것부터 하루를 시작하는 것이 좋습니다.

노인들이 나이답지 않게 소주를 몇 병씩 마시며 술 먹는 것을 벼슬한 것처럼 자랑하는 것만큼 어리석은 사람도 없습니다. 이는 무지하기 때문입니다.
세월에는 장사가 없듯이 술에도 장사가 따로 없습니다.
술은 만병의 근원이며 특히 암을 불러오는 독성물질이 알코올 속에 들어있습니다.
술은 간암, 전립선암, 성인병의 원인이 되는 가장 큰 주범입니다.

반주로 마시는 약주 한잔은 보약이 되고, 화학주보다는 막걸리 같은 발효주로 점심 저녁 한 잔씩은 식욕과 혈액순환에 도움이 됩니다.

귀티나게 곱게 익어가는 사람은 말을 많이 하거나 누구를 가르쳐 들려고 하지 않습니다.
사람들은 나이가 들어서 잔소리를 많이 하는 노인을 싫어합니다.
곰은 쓸개(웅담) 때문에 죽게 되고,
사람은 혀(말) 때문에 죽는다는 말이 있습니다.
젊거나 늙거나 혀를 감추면 일생이 편하지만, 함부로 말이 많아지면 실수가 많아 인생을 망칩니다.
모임 자리에서는 정치적, 종교적, 지방색을 이야기하지 않는 것이 좋습니다. 특히 젊은 사람들은 할아버지 할머니가 말이 많으면 잔소리가 듣기 싫어 찾아오지 않습니다. 그래서 곡식이 익어가면 고개를 숙이듯이 노인들은 말을 줄여 과묵해야 존경받습니다.

항상 용모를 단정하게 하여야 구질구질하다는 소리를 듣지 않습니다.
자신을 관리하여 귀는 잘 들리게 하고 중이염으로 귀젖이 흘러내려 냄새가 나지 않게 해야 합니다.
칫솔질을 게을리하여 치아가 다 빠져서 틀니를 해야 하므로 식사 후에는 반드시 칫솔질하여 노년에도 자연 치아로 식사를 하여야 합니다.

건강한 치아로 꼭꼭 씹어먹어야 뇌 운동이 되어 정신이 맑아지고 치매가 예방됩니다.

건강은 건강할 때 지켜야 노년에도 행복합니다.
지금까지 자신이 쌓아온 것이 오늘날에 자신을 만드는 것입니다.
귀티나게 곱게 익어가는 사람은 자기관리가 철저하여 지금까지 사용하고 남은여생도 충분하게 사용할 만큼 모든 장기가 건강합니다.

지혜로운 노인은 말하기보다는 듣는 것을 중요하게 생각합니다.
동창회, 향우회, 친목 모임이나 세미나 지인 혼사에 부지런히 참석을 잘 합니다. 대외활동을 기피하면 정신과 육체가 모두 허약해지므로 질병이 찾아옵니다.
새로운 사람의 모임이면 더욱 좋습니다.
나이가 들었다고 노인회장을 하면 큰 벼슬이라도 한 것처럼 눈살이 찌푸려지게 합니다.
그런 사람일수록 자신을 알아달라고 자랑하지만, 머리에 든 것 없는 빈 깡통으로 보일 뿐입니다. 자기 자신이 잘난 것으로 착각하며 말뿐인 허풍쟁이가 대다수입니다.
신문이나 책 한 장 읽지 않아 지식이 적고 스마트폰 시대에 카카오톡이나 메시지 문자, 인터넷 검색 하나도 할 줄 모르는 사람이 대부분입니다.
자기 자신이 최고인 것처럼 우쭐대는 것은 노인은 늙으면 어린아이가 된다는 것과 같습니다.

나이가 들수록 겸손한 것이 미덕이므로 자화자찬으로 대우받으려 하는 것은 꼰대라고 멸시받기가 쉽습니다.
나이가 들면 나잇값을 하여야 어르신입니다.
나이를 헛먹어서 노욕을 탐하며 자제치 못하면 만인에 지탄받습니다.
그 예로 노인의 과욕이 불러온 살인 사건이 있었습니다.

2007년 여름 대학교 1학년 남녀커플이 남해바다로 여행을 간 후 연락이 두절 되고 얼마 후 싸늘한 주검으로 남녀의 시체가 발견되었습니다.
두 대학생의 마지막 모습은 다행히 주변 CCTV에 남아있었고 포착된 것은 선착장으로 향한 것이 배를 타러 갔을 가능성이 컸을 것으로 보였습니다.

연락이 두절 되기 전 여대생으로부터 4차례 119로 전화가 걸려왔지만, 배의 엔진 소리만 들릴 뿐 구조요청으로 이어지지 못했습니다.
경찰은 제보자의 증언에 의해 비슷한 어선을 찾았고 어선에서 여자의 머리카락 수십 가닥과 머리끈이 발견되었습니다.
경찰은 곧바로 배의 주인인 70대 오씨를 체포하여 추궁했지만, 그는 모든 혐의를 전면 부인하였습니다.

오씨는 여학생이 소변을 본다고 선수 쪽으로 가던 중 바다에 빠졌고 남학생이 여학생을 잡으려다가 같이 바다에 빠졌다고 하였습니다.
오씨는 몸을 부들부들 떨며 난 힘도 없는데 어떻게 젊은 대학생 둘이나 죽일 수 있냐. 라고 억울함을 호소하여 형사들은 난감하였습니다.

사건조사 3일째가 되자 형사들은 망망대해에서 작은 배 위에 서 있는 것만으로도 출렁대 수영을 못하는 피해자들은 그 자체가 공포이자 범행 도구임을 추궁하였습니다.
끈질긴 추궁 끝에 일면식도 없는 20대 청춘남녀 커플을 살해했다고 자백했습니다.

70대 노인의 범행 목적은 다름 아닌 어이없게도 성추행이었습니다.
오씨 할아버지는 무 학력자로 자신의 이름 석 자도 쓸 줄 몰랐고 사람도 배움이 없으면 짐승이나 다를바가 없다는 것을 여실히 보여줬습니다.
노인은 죄책감조차도 전혀 느끼지 않는 짐승과도 같아 더더욱 충격적이었습니다.
물에 빠진 두 청춘 남녀들은 배를 붙잡으려는데 오씨는 피해자들에게 장대로 잔인하게도 내려치기까지 하였습니다.
피해자들의 시신에는 찢긴 상처와 골절상이 가득했고 담당 검사 앞에서도 여대생에게 가슴 한 번 만져보려고 한 게 무슨 죄냐고 반문까지 하는 어처구니없는 노인네였습니다.

'가슴 한번 만지고 싶었던 것을 그냥 만지게 해주면 되지 왜 그렇게 거부해서 죽느냐.'라며 인간으로서나 도덕적으로 양심이란 흔적을 찾기가 어려웠습니다.
범죄 전문가의 말은 쾌락 추구형 범죄로 욕정 추구형 범죄자라고 분석되었습니다.
이는 피해자가 욕정을 충족시키기 위해서는 뭐든지 동원할 수 있는 것으로 자신의 욕정을 채우기 위해 눈이 뒤집혀 살인까지도 할 수 있다는 것이었습니다.
무지한 사람일수록 자신을 자제하고 억제하는 컨트롤이 잘 안되기 때문입니다.

어부 오씨 노인은 반성의 기미는 전혀 보이지 않았고 여대생의 옷차림을 탓하며 책임을 여학생에게 전가하였습니다.
미니스커트에 허벅지와 다리가 원하게 드러나 자신을 욕정이 불타게 하였다는 것이었습니다.
그러므로 눈이 뒤집혀 제정신이 아니었는데 가슴 한 번 만지게 하였으면 죽이지는 않았을 것이라며 황당한 말만 늘어놓았습니다.
사형제도가 없는 우리나라에서 사형 판결이 난 사건이었습니다.

그러므로 사람은 나이가 들어가도 배워야 합니다.
배움에는 정년이 없고 죽을 때까지 배워도 다 배우지 못합니다.
독서하기에 가장 좋은 시기는 노년입니다. 그런데도 책 읽을 시간 있으면 술을 먹겠다는 사람은 무지렁이와 같습니다.
노년에 읽고 느끼며 깨달으면 자신의 행복도 만들어가게 됩니다.
이 나이에 책은 '무엇하러 읽어' 하면서 TV만 보고 독서를 멀리하면 삶의 질이 떨어져 불행해집니다.
자신의 범죄에 뉘우치거나 반성하지도 않는 70대 어부 오씨같이 무지가 갖다 준 노년의 불행은 되지 말아야 합니다.
70대 어부 오씨와 정반대인 삶이 곱게 익어가는 어르신입니다. (끝)

      끝까지 읽어주셔서 감사합니다.

대체의학 전병헌 박사의 행복프로젝트
곱게 익어가는 시대

작가 프로필
전병헌(Byung Heon Chun)
출생 : 서울특별시
소속 : 내몸사랑애(연구위원)
수상내역 : 2021년 무궁화평화상
경력사항 : 2020.6~ 내몸사랑애 대체의학 연구센터 위원
          2023.6~ 다문화 태권도협회 부회장

저서 : 『살아온대로 살아간다』 『나의 건강 나의 행복』
    『120세 시대가 온다』는 대체의학 전병헌 박사의 건강 프로젝트에 관한 책이다.
『살아온대로 살아간다』〈혼란스러운 건강정보 헷갈린다.〉,〈100세 이전 병들어 가는 것은 자살행위다〉,〈느긋하고 여유로운 마음이 약이 된다〉 등.
『나의 건강 나의 행복』〈오감 기능을 향상하려면〉,〈우리몸의 신비〉.〈잘사는 사람들의 공통점〉,〈인생을 성공적으로 살려면〉,〈세련되고 멋진 사람이 되자〉 등
『120세 시대가 온다』〈장수 비결〉,〈120세 장수촌 오키나와〉,〈다리가 바빠야 건강하다〉,〈생로병사의 끝은 극락이다〉 등이 수록되어 있다.